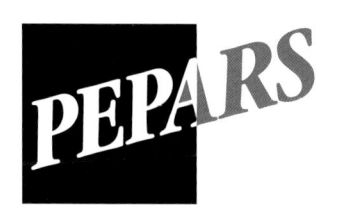

【ペパーズ】
編集企画にあたって…

　人は進化とともに体毛を失ってきました．現代では毛髪は自己表現の一つとして機能しているだけのように思われます．そのような背景から，疾病や外傷，加齢による脱毛は時に整容面で深刻な悩みとなります．また，男性型脱毛症も疾病ではありませんが同様です．加齢による変化で生理的なものであるために，身近な問題であるにも関わらず病態や治療に関する研究はいまだ十分ではありません．

　2010年には日本皮膚科学会から男性型脱毛症のガイドラインが示されました．フィナステリド内服，ミノキシジル外用，自毛植毛術は多くの人に効果が認められた推奨度の高い治療法です．最近はデュタステリド内服の評価も始まっています．外科的治療法にも様々な改良が行われています．また，近年の再生医療研究の進歩で，培養によって毛髪を増やすことも現実味を増してきています．このように毛髪治療の未来は明るいように思えます．しかしこれらの治療法にはまだまだ限界もあるため，新たな治療法は今後も期待されていくことになるでしょう．それらはエビデンスに基づき適切に評価されることが重要になります．

　体表の外科である形成外科の中で毛髪は重要な治療分野のひとつです．腫瘍切除後や外傷などによる瘢痕性の脱毛は日常的に経験され決して特殊な領域ではありません．植毛術は皮膚移植と同様の組織移植であり，形成外科医にとって得意な領域ですが，まだ改善，改良の余地があります．よりよい手技を開発していく責務があるといってもよいのではないでしょうか．

　毛髪に関する臨床，研究は幅広く，すべてを網羅して解説をお願いするのは困難です．そこで今回の企画は，主に男性型脱毛症に絞って実践的な視点から執筆をお願いいたしました．ガイドライン，鑑別診断，植毛術の実際，内服治療の課題，再生医療など今後可能性のあるいくつかの治療についても第一線の先生方に解説していただきました．内容の濃いものになっており，ご執筆いただいた諸先生に改めて感謝いたします．本誌が毛髪医療に携わる臨床家にとって一助となれば幸いです．

2015年1月

武田　啓

KEY WORDS INDEX

和文

― あ 行 ―
育毛機器　60
円形脱毛症　9

― か 行 ―
ガイドライン　1
幹細胞　67
器官原基法　67
器官再生医療　67
器官発生　67
狭帯域LED　60
高密度植毛　41

― さ 行 ―
ジヒドロテストステロン　1
自毛植毛　30,41
上皮間葉相互作用　67
植毛　1,15
スカルプダーモスコピー　9
赤色LED　60
切断率　30

― た 行 ―
脱毛　41
男性型脱毛　60
男性型脱毛症　1,9,24,48
長期経過　24
低出力レーザー治療　60
ドナーストリップ法　30
トリコスコピー　9

― な 行 ―
日本人男性　48

― は 行 ―
瘢痕　41

瘢痕性脱毛症　41
フィナステリド　1,24,48
ヘアーライン　24

― ま 行 ―
ミノキシジル　1,48
毛包　67
毛包単位くり抜き術　30
毛包単位植毛　41

― や 行 ―
遊離植毛術　24

― ら 行 ―
ロボット植毛　30

欧文

― A・C ―
alopecia　41
alopecia areata　9
androgenetic alopecia；AGA　1, 9,24,48,60
ARTAS®　30
cicatricial alopecia　41

― D・E ―
devices for hair growth　60
dihydrotestosterone　1
donor stripping　30
epithelial mesenchymal interaction　67

― F・G ―
finasteride　1,24,48
follicular unit extraction；FUE　15,30
follicular unit graft　15

follicular unit transplantation；FUT　15,30,41
guideline　1

― H・J ―
hair follicle　67
hair line　24
hair transplantation　1,15,41
hair transplantation surgery　24
high density implantation　41
Japanese male　48

― L～N ―
long term result　24
low level laser therapy；LLLT　60
minoxidil　1,48
narrow band LED　60

― O・P ―
organ germ method　67
organ replacement regenerative therapy　67
organogenesis　67
post finasteride syndrome　48

― R～T ―
red-emitting diode　60
scalp dermoscopy　9
scar　41
stem cells　67
transection rate　30
trichoscopy　9

WRITERS FILE

ライターズファイル（五十音順）

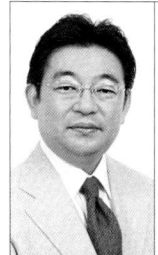

石井 良典
（いしい よしのり）
- 1988年　日本大学卒業　同大学皮膚科学教室入室
- 1992年　大宮スキンクリニック，院長

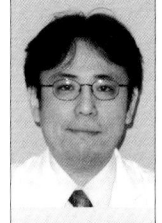

齊藤 典充
（さいとう のりみつ）
- 1993年　北里大学卒業　同大学病院皮膚科，研修医
- 1995年　同，病棟医　横浜労災病院皮膚科
- 1998年　北里大学皮膚科，助手　米国カリフォルニア大学サンディエゴ校留学
- 2000年　国立横浜病院皮膚科
- 2006年　北里大学皮膚科，講師
- 2011年　国立病院機構横浜医療センター皮膚科，部長

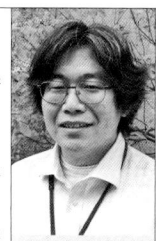

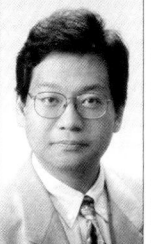

豊島 公栄
（とよしま こうえい）
- 1999年　新潟大学自然科学研究科・生命システム科学専攻修了，博士（理学）（株）アートネイチャー・科学技術振興事業団研究員，専従研究員
- 2002年　科学技術振興機構重点地域研究開発推進事業，主任研究員
- 2003年　株式会社フェニックスバイオ，毛髪再生事業部グループリーダー
- 2009年　東京理科大学総合研究機構社会連携部，プロジェクト研究員
- 2012年　北里大学医学部・再生医療形成外科学（オーガンテクノロジーズ），特任非常勤講師
- 2014年　(独)オーガンテクノロジーズ，研究員　(独)理化学研究所多細胞システム形成研究センター，客員研究員兼任

乾 重樹
（いぬい しげき）
- 1991年　大阪大学卒業　同大学皮膚科入局
- 1993年　大阪労災病院皮膚科，医員
- 1996年　米国ウイスコンシン大学総合ガンセンター，研究員
- 1997年　米国ロチェスター大学ジョージウィップル研究所，研究員
- 1999年　大阪大学皮膚科，医員
- 2000年　同，助手
- 2006年　同大学皮膚・毛髪再生医学講座，助教授
- 2007年　同，准教授

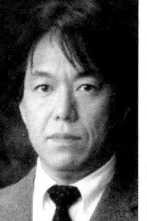

佐藤 明男
（さとう あきお）
- 1989年　北里大学卒業　同大学形成外科入局
- 1994年　神奈川県立こども医療センター形成外科，医員
- 1997年　北里大学医学部形成外科，助手
- 1998年　オックスフォード大学医学部皮膚科学創傷治癒研究所，客員研究員（厚生省高度先進医療推進事業）
- 2001年　東京メモリアルクリニック・平山，院長
- 2003年　横浜市立大学医学部，非常勤講師
- 2012年　北里大学医学部寄附講座再生医療形成外科学，特任教授

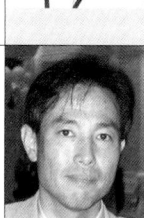

長井 正壽
（ながい まさひさ）
- 1991年　久留米大学卒業
- 2005年　Professor Balsamo Italia，TFUT 研修
- 2006年　Shapiro medical TFUT 研修
- 2008年　ABHRS アメリカ毛髪学会，専門医
- 2013年　ルネッサンスクリニックグループ，毛髪外科部門長

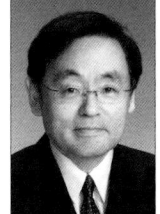

今川賢一郎
（いまがわ けんいちろう）
- 1974年　慶應義塾大学医学部卒業
- 1982年　慶應義塾大学医学部博士号取得
- 1985年　医療法人横美会ヨコ美クリニック，院長
- 1999年　日本毛髪外科学会，会長
- 2006年　アメリカ毛髪外科（ABHRS），認定医
- 2013年　国際毛髪外科学会（ISHRS），フェロー

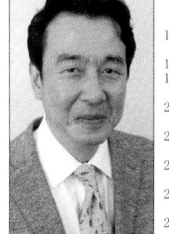

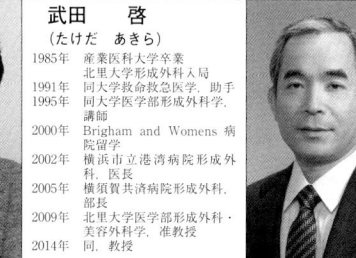

武田 啓
（たけだ あきら）
- 1985年　産業医科大学卒業　同大学形成外科入局
- 1991年　同大学救急救命医学，助手
- 1995年　同大学医学部形成外科学，講師
- 2000年　Brigham and Womens 病院留学
- 2002年　横浜市立港湾病院形成外科，医長
- 2005年　横須賀共済病院形成外科，部長
- 2009年　北里大学医学部形成外科・美容外科，准教授
- 2014年　同，教授

柳生 邦良
（やぎゅう くによし）
- 1976年　東京大学卒業
- 1986年　東京大学医学博士
- 1987年　Alexander von Humboldt 財団，奨学金員としてドイツ連邦共和国 Hannover 医科大学胸部心臓臨床外科留学
- 1993年　東京大学医学部胸部外科，講師
- 1997年　日本赤十字社医療センター，心臓血管外科，部長
- 2004年　紀尾井町クリニック，院長
- 2007年　アメリカ毛髪外科学会（ABHRS），専門医
- 2013年　国際毛髪外科学会（ISHRS），フェロー
- 2014年　国際毛髪外科学会（ISHRS），副会長

倉田荘太郎
（くらた そうたろう）
- 1983年　愛媛大学卒業　大阪大学皮膚科形成外科診療班入局
- 1986年　大分医科大学皮膚科形成外科
- 1992年　米国ウィスコンシン大学霊長類研究所留学
- 1995年　大分医科大学皮膚科形成外科，講師
- 1999年　くらた医院，院長
- 2007年　日本臨床毛髪学会，理事長
- 2012年　P & G Pantene Hair Research Institute，Consulting member
- 2012年　Aderans，メディカルアドバイザー

辻 孝
（つじ たかし）
- 1986年　新潟大学大学院理学研究科修了　山之内製薬（株），研究員
- 1992年　九州大学大学院理学研究科博士後期課程満期退学
- 1994年　日本たばこ産業（株）医薬探索研究所，主任研究員
- 2001年　東京理科大学基礎工学部，助教授
- 2007年　同，教授
- 2008年　（株）オーガンテクノロジーズ，研究開発担当取締役を兼任　フランス・ルイ・パスツール大学，客員教授
- 2009年　東京歯科大学，客員教授
- 2010年　東京理科大学・総合研究機構，教授　同大学院・基礎工学研究科，教授兼務
- 2014年　(独)理化学研究所，多細胞システム形成研究センター，チームリーダー

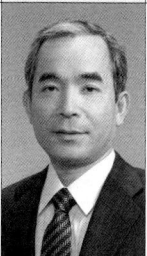

吉竹 俊裕
（よしたけ としひろ）
- 2005年　高知大学医学部卒業
- 2006年　上尾中央総合病院初期臨床研修
- 2007年　北里大学病院形成外科・美容外科入局
- 2008年　上尾中央総合病院形成外科・美容外科
- 2009年　横浜医療センター形成外科　東京共済病院・一般外科
- 2010年　北里大学病院形成外科・美容外科
- 2012年　同大学病院救命救急センター形成外科・美容外科
- 2013年　同大学大学院医療系研究科博士課程形成外科・美容外科　同大学医学部寄附講座再生医療形成外科学

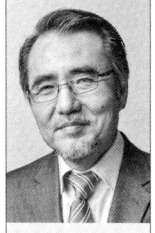

CONTENTS

臨床で役立つ 毛髪治療 update
編集／北里大学教授　武田　啓

男性型脱毛症総論……………………………………………………………齊藤　典充　1
　　男性型脱毛症は壮年期以降の男性に多くみられる．男性型脱毛症診療ガイドラインでは各種治療法の推奨度が示された．

脱毛症の鑑別診断……………………………………………………………乾　　重樹　9
　　トリコスコピー（スカルプダーモスコピー）によって脱毛部を観察することで脱毛症の鑑別診断を行っていく方法について解説する．

スタンダードな植毛術………………………………………………………今川賢一郎　15
　　自毛植毛における術式の変遷と現在の標準術式と言われるFUTの手技の実際を紹介し，その特長と課題について考察する．

植毛術におけるプランニング—長期成績を踏まえて—………………石井　良典　24
　　男性型脱毛症に対して治療を行う上で重要なポイントは進行性であることを考慮し，長期の経過に耐え得るプランニングを行うことである．

アドバンス植毛—マイクロスリットFUTからロボットFUEまで—……長井　正壽　30
　　自毛植毛において最も重要なことは，ただ移植毛が生着することではない．患者本来の自然なヘアーライン，ヘアースタイルを構築することである．

◆編集顧問／栗原邦弘　中島龍夫
◆編集主幹／百束比古　光嶋　勲　上田晃一

【ペパーズ】
PEPARS No.98/2015.2 ◆目次

続発性瘢痕性脱毛症に対する高密度の自毛植毛治療 ………………………柳生　邦良　41
続発性瘢痕性脱毛症で，血流の乏しい瘢痕組織でも高密度の自毛植毛治療を行い，良好な発毛率と満足度の高い結果を実現するための植毛手技の要点を解説した．

男性型脱毛症の内科的治療 ………………………………………………………吉竹　俊裕ほか　48
男性型脱毛症の内科的治療薬としてフィナステリドとミノキシジルがある．それぞれの特徴を論述し，最近話題になっている post finasteride syndrome についても考察する．

男性型脱毛症の併用療法 …………………………………………………………倉田荘太郎　60
これまでの AGA 治療で満足できない症例や他の治療との併用を望む患者に対し，現在科学的に証明された安全で簡便な治療として，LLLT（低出力レーザー）や赤色 LED による治療が候補として挙げられる．

毛髪の器官再生医療の実現に向けて ……………………………………………豊島　公栄ほか　67
毛包は器官誘導能のある幹細胞を取得可能な唯一の器官である．器官発生を人為的に再現することにより，完全に機能的な毛包の再生が実証され，毛髪の器官再生医療の実現可能性が示された．

ライターズファイル	前付 3
Key words index	前付 2
PEPARS　バックナンバー一覧	80, 81
PEPARS　次号予告	82

「PEPARS®」とは Perspective Essential Plastic Aesthetic Reconstructive Surgery の頭文字より構成される造語．

好評書籍

超アトラス 眼瞼手術
—眼科・形成外科の考えるポイント—

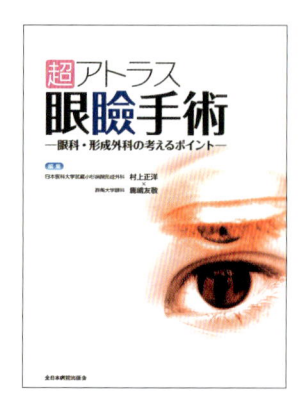

編集　日本医科大学武蔵小杉病院形成外科　**村上正洋**
　　　群馬大学眼科　**鹿嶋友敬**

B5判／オールカラー／258頁／定価　本体9,800円+税
2014年10月発行

形成外科と眼科のコラボレーションを目指す，意欲的なアトラスが登場！眼瞼手術の基本・準備から，部位別・疾患別の術式までを盛り込んだ充実の内容．計786枚の図を用いたビジュアルな解説で，実際の手技がイメージしやすく，眼形成の初学者にも熟練者にも，必ず役立つ1冊です．

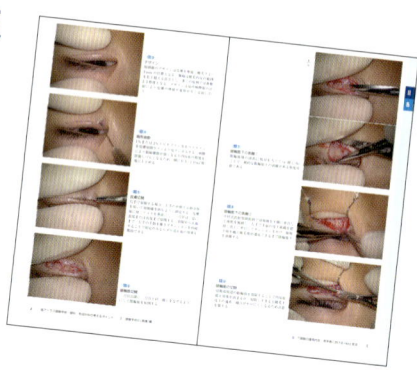

目次

I　手術前の[基本][準備]編—すべては患者満足のために—
- A　まずは知っておくべき「眼」の基本
　—眼科医の視点から—
- B　おさえておきたい眼瞼手術の基本・準備のポイント
　—形成外科医の視点から—
- C　高齢者の眼瞼手術における整容的ポイント
　—患者満足度を上げるために—
- D　眼瞼手術に必要な解剖
- E　眼瞼形成外科手術に必要な神経生理

II　眼瞼手術の[実践]編
- A　上眼瞼の睫毛内反
　　上眼瞼の睫毛内とは
　　埋没縫合法
　　切開法（Hotz 変法）
- B　下眼瞼の睫毛内反
　　下眼瞼の睫毛内反とは
　　若年者における埋没法
　　若年者における Hotz 変法
　　退行性睫毛内反に対する Hotz 変法（anterior lamellar repositioning）
　　Lid margin split 法
　　牽引筋腱膜の切離を加えた Hotz 変法
　　内眥形成
- C　下眼瞼内反
　　下眼瞼内反とは
　　牽引筋腱膜縫着術（Jones 変法）
　　眼輪筋短縮術（Wheeler-Hisatomi 法）
　　Lower eyelid retractors' advancement（LER advancement）
　　牽引筋腱膜縫着術と眼輪筋短縮術を併用した下眼瞼内反手術
- D　睫毛乱生・睫毛重生
　　睫毛乱生・睫毛重生とは
　　電気分解法
　　毛根除去法
　　Anterior lamellar resection（眼瞼前葉切除）
- E　上眼瞼下垂
　　上眼瞼下垂とは
　　Aponeurosis を利用した眼瞼下垂手術
　　Muller tuck 法（原法）
　　CO_2 レーザーを使用した眼瞼下垂手術（extended Muller tuck 宮田法）
　　Aponeurosis とミュラー筋（挙筋腱膜群）を利用した眼瞼下垂手術
　　眼窩隔膜を利用した眼瞼下垂手術（松尾法）
　　若年者に対する人工素材による吊り上げ術
　　退行性変化に対する筋膜による吊り上げ術
　　Aponeurosis の前転とミュラー筋タッキングを併用した眼瞼下垂手術
- F　皮膚弛緩
　　上眼瞼皮膚弛緩とは
　　重瞼部切除（眼科的立場から）
　　重瞼部切除（形成外科的立場から）
　　眉毛下皮膚切除術
- G　眼瞼外反
　　下眼瞼外反とは
　　Lateral tarsal strip
　　Kuhnt-Szymanowski Smith 変法
　　Lazy T & Transcanthal Canthopexy

コラム
眼科医と形成外科医のキャッチボール

全日本病院出版会
〒113-0033　東京都文京区本郷3-16-4　Tel:03-5689-5989
http://www.zenniti.com　　　　　　　　Fax:03-5689-8030
お求めはお近くの書店または弊社ホームページまで！

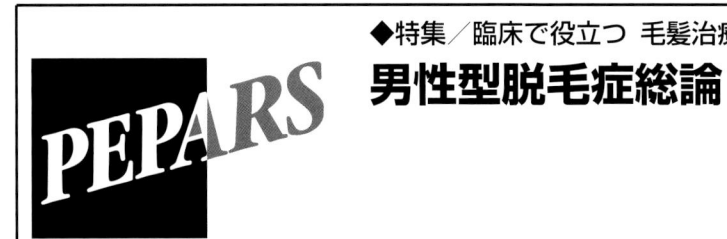

◆特集/臨床で役立つ 毛髪治療 update

男性型脱毛症総論

齊藤 典充*

Key Words：男性型脱毛症(androgenetic alopecia)，ジヒドロテストステロン(dihydrotestosterone)，ガイドライン(guideline)，フィナステリド(finasteride)，ミノキシジル(minoxidil)，植毛(hair transplantation)

Abstract 男性型脱毛症は，前頭部や頭頂部などの男性ホルモン感受性毛包の毛乳頭細胞に存在する男性ホルモン受容体にⅡ型5α-リダクターゼによってテストステロンから変換されたジヒドロテストステロン(DHT)が結合した結果，軟毛化が生じ前頭部髪際部が後退し，頭頂部の毛髪が薄くなってしまう状態のことを言う．日本人においては20歳代後半～30歳代で発症することが多く，40歳代で顕著となる．全年齢を平均した発症頻度は約30%と報告されている．
近年男性型脱毛症に有効な治療法が開発されてきた．日本皮膚科学会から2010年に男性型脱毛症診療ガイドライン(2010年版)が発表された．この中では男性，女性の両者に対するミノキシジル外用と男性に対するフィナステリド内服に高いエビデンスが示されている．
男性型脱毛症は徐々に進行する脱毛である．治療も長期間に及ぶことが多いため，患者の治療へのモチベーションを上げつつ根気よく治療を継続する必要がある．

はじめに

男性型脱毛症とは，前頭部と頭頂部の毛髪が軟毛化し，最終的には前頭部髪際部が後退し，頭頂部の毛髪がなくなってしまう状態のことを言う．病態としては，前頭部や頭頂部などの男性ホルモン感受性毛包の毛乳頭細胞に存在する男性ホルモン受容体にⅡ型5α-リダクターゼによってテストステロンから変換されたジヒドロテストステロン(DHT)が結合した結果，軟毛化が生じることがわかっている．日本人においては20歳代後半から30歳代で発症することが多く，40歳代で顕著となる．25年前の本邦における男性型脱毛症の統計から，日本人男性においては年齢が増すにつれ発症頻度は増加し，全年齢を平均した発症頻度は約30%と報告されている．
近年男性型脱毛症に有効な治療法が開発されて

きたが，それでもなお科学的根拠のない治療法も数多くみられ，無効な治療法を漫然と続ける患者も少なくない．そこで日本皮膚科学会では2010年に男性型脱毛症診療ガイドライン(2010年版)を作成し発表した．この中では男性，女性の両者に対するミノキシジル外用と男性に対するフィナステリド内服が高いエビデンスがあると記載されている．
男性型脱毛症は徐々に進行する脱毛である．治療も長期間に及ぶことが多いため，患者の治療へのモチベーションを上げつつ根気よく治療を継続する必要がある．

男性型脱毛症とは

1．疾患概念・疫学

正常の頭髪は2～6年間の成長期，2～3週間の退行期，3～4か月間の休止期からなる毛周期の中で伸長，脱落を繰り返している．男性型脱毛症とは，この毛周期を繰り返していくうちに成長期が短縮し，休止期にとどまる毛包が多くなること，

---

* Norimitsu SAITO, 〒222-0036 横浜市港北区小机町3211 横浜労災病院皮膚科，部長

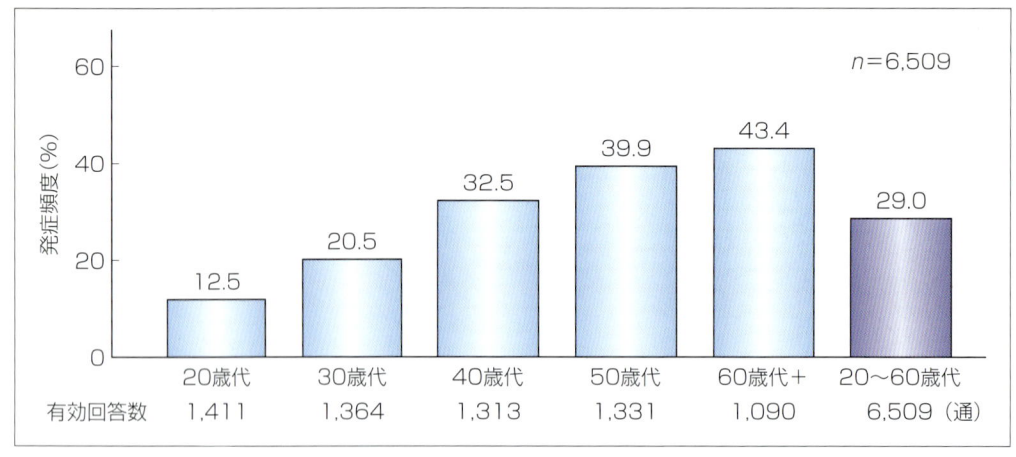

図 1. 本邦における男性型脱毛症発症頻度[3]

成長期の毛髪が次第に細く頼りなくなる状態である．臨床的には前頭部と頭頂部の毛髪が軟毛化し，最終的には前頭部髪際部が後退し，頭頂部の毛髪がなくなってしまう[1]．

日本人においては20歳代後半〜30歳代で発症することが多く，40歳代で顕著となる．25年前の本邦における男性型脱毛症の統計から，日本人男性においては年齢が増すにつれ発症頻度は増加し，全年齢を平均した発症頻度は約30％と報告されている[2]．この発症頻度は現在もほぼ同程度であり，20代で約10％，30代で20％，40代で30％，50代以降で約40％と報告されている[3]（図1）．

2．病態

前頭部や頭頂部などの男性ホルモン感受性毛包の毛乳頭細胞には男性ホルモン受容体が存在する．これらの毛乳頭細胞に運ばれた男性ホルモンのテストステロンは酵素であるⅡ型 5α-リダクターゼによってより活性の高いジヒドロテストステロン（DHT）に変換されて受容体に結合する．DHT の結合した男性ホルモン感受性毛包において受容体は TGF-β などを誘導し毛母細胞の増殖が抑制され成長期が短縮すると言われている[4]．一方，髭にも男性ホルモン受容体が存在するが，こちらでは受容体に DHT が結合すると細胞成長因子などを誘導し成長期が延長する．このように前頭部，頭頂部の毛包と髭とは正反対の反応が起こることは興味深い．

3．遺伝学的背景

男性型脱毛症は以前から多因子性優性遺伝と言われてきたが，最近の研究では X 染色体上の母親由来の男性ホルモンレセプター遺伝子のエクソン 1 に存在する CAG や GGC(N) リピートの長さが発症と相関すると報告されている[5]．また常染色体上の3q26 や 20p11 にも疾患関連遺伝子が存在しているとの報告もある[6]．

4．臨床症状と分類

男性型脱毛は前に述べた通り20〜30歳代以降の男性の前頭部あるいは頭頂部およびその両部位の毛髪が徐々に軟毛化し最終的には脱落することによって生じる脱毛症で，男性においてその臨床像は決まったものである（図2）．その脱毛の形態から，前頭部髪際部が後退するものを M 型，頭頂部が薄くなるものを O 型と称することもある．一方女性においては主に頭頂部の軟毛化が主体である（図3）．

我が国では男性型脱毛症の分類として緒方の分類が使われてきた[7]．欧米には Norwood の分類があるが[8]，現在我が国では Norwood の分類に高島分類の頭頂部が薄くなるⅡ vertex を加えた分類が広く使用されている[2]（図4）．また女性における男性型脱毛症の分類は Ludwig 分類が用いられる[9]（図5）．

5．臨床検査所見

男性型脱毛症の診断に有用な血液検査はなく，血中の男性ホルモン値（テストステロン，ジヒドロテストステロンなど）は健常人と変わらない．

6．病理組織所見

通常，男性型脱毛症の診断に病理組織検査は必

図 2.
男性型脱毛症

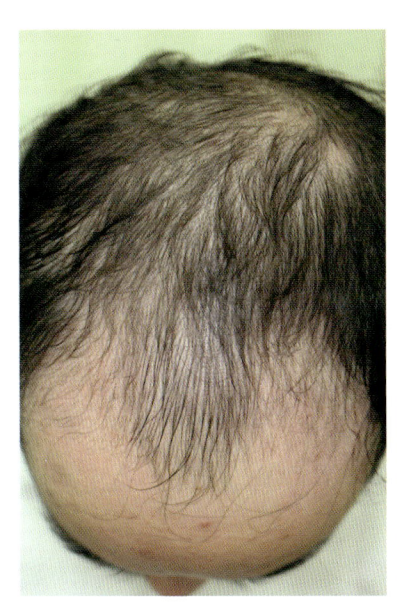

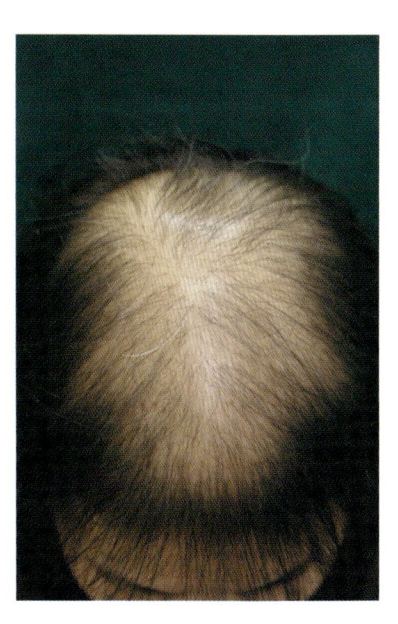

図 3.
女性における男性型脱毛症

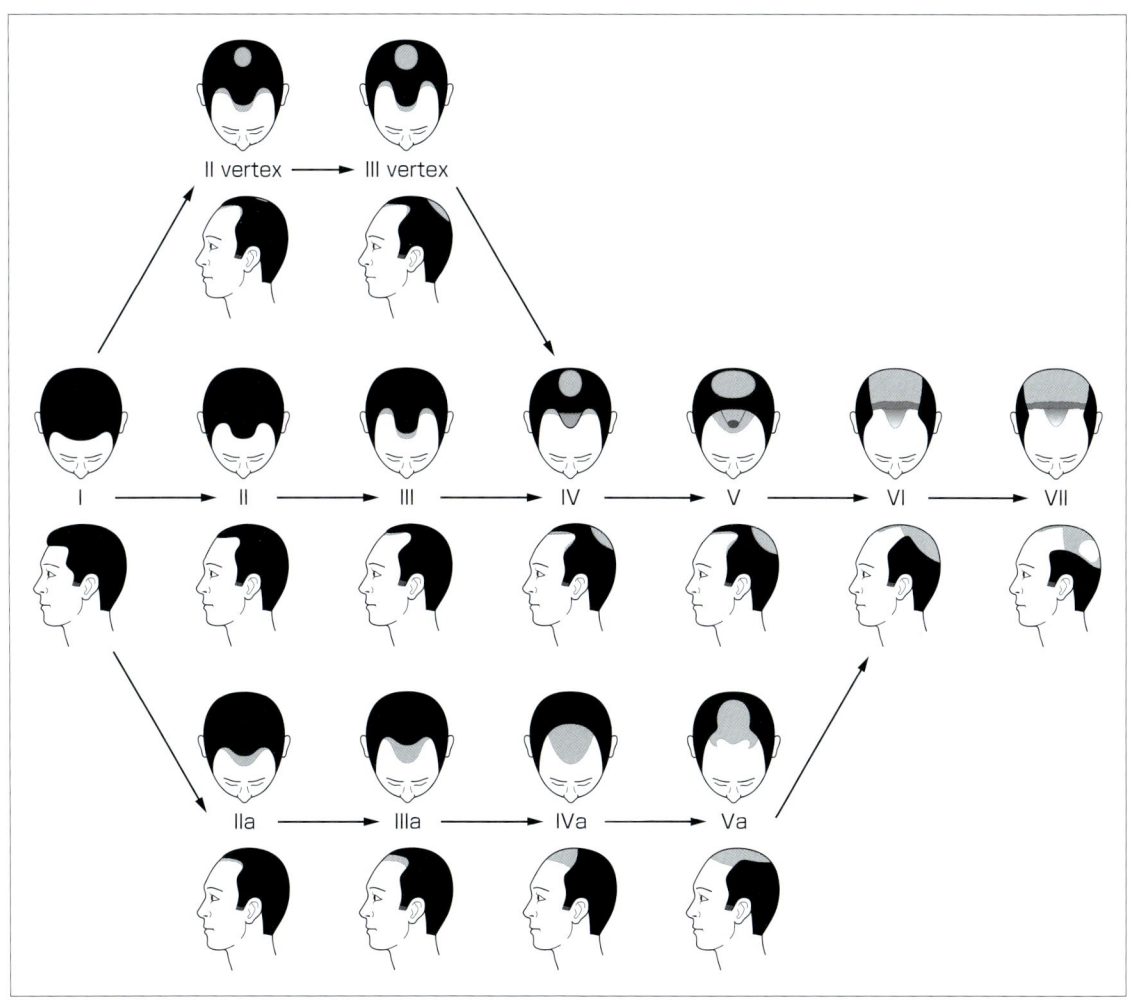

図 4. 男性型脱毛症の分類[2]

PEPARS No. 98 2015

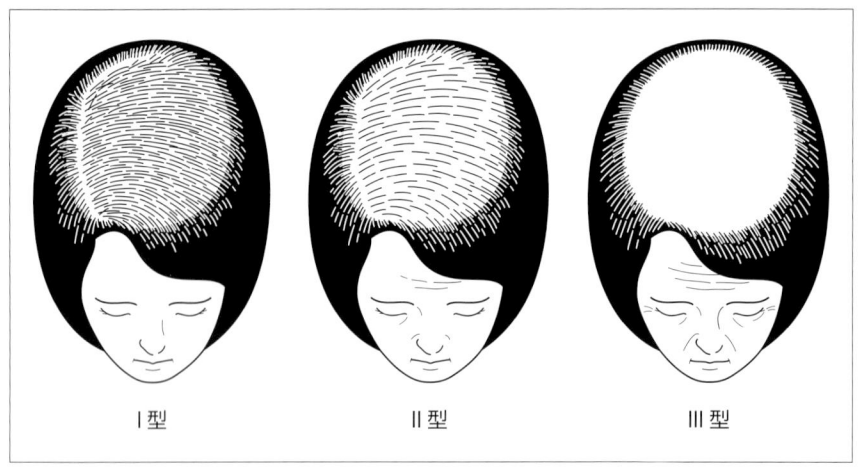

図 5. 女性の男性型脱毛症の分類[9]

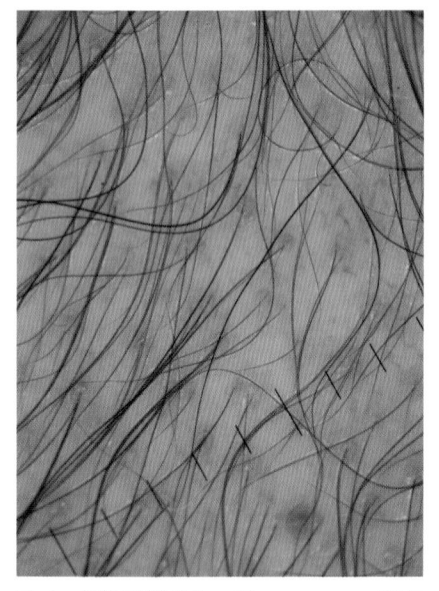

図 6. 男性型脱毛症のダーモスコープ所見

要ない．ただし病理組織学的には成長期毛が減少し，休止期毛が増加し，ミニチュア化した毛包を有する軟毛が増える．組織中の毛包の密度は男性型脱毛症の晩期まで低下しない．健常人に比較して毛包周囲にリンパ球・組織球の浸潤や線維化が観察される[10]．

7．診断のポイント

問診により家族歴，脱毛の経過などを聴き，臨床的に前頭部の生え際が後退し頭頂部の毛髪が細く短くなっていることを確認できれば診断は容易である．ダーモスコープの使用も診断の手助けとなるが(図 6)，これについては別の稿に詳述されているので参考にして頂きたい．

8．鑑別診断

男性型脱毛症の診断は徐々に進行することと，脱毛の形態が決まっているため比較的容易であるが，以下の疾患との鑑別が必要である．

円形脱毛症：ゆっくりと進行し頭部全体が疎になるタイプとは鑑別が必要である．男性型脱毛症は治療を受けなければ徐々に進行するが，円形脱毛症では脱毛部に毛孔がみられ，軟毛も硬毛に戻る．

特発性慢性休止期脱毛：女性に多い脱毛である．休止期に陥った硬毛が脱毛することにより被髪頭部全体の毛髪密度が減少する．軟毛化はみられず，M 型，O 型などの脱毛形態も示さない．

瘢痕性脱毛：毛孔性扁平苔癬やその亜型である frontal fibrosing alopecia では毛包が消失するので鑑別が必要になるが，毛孔性扁平苔癬は毛孔周囲に炎症があることが特徴である．

男性型脱毛症診療ガイドライン(2010 年版)[11]

1．総論

男性型脱毛症は思春期以降に始まり徐々に進行する脱毛症であり，男性においては一種の生理的な現象とも考えられるが，外見上の印象が大きく変化するためその社会的影響は大きい．近年男性型脱毛症に有効な治療法が開発されてきたが，それでもなお科学的根拠のない治療法も数多くみられ，無効な治療法を漫然と続ける患者も少なくない．そこで日本皮膚科学会では 2010 年に男性型

表 1.

Clinical Question	推奨度
CQ1　男性型脱毛症にミノキシジルは有用か？	
（CQ1.1）　男性の男性型脱毛症	A
（CQ1.2）　女性の男性型脱毛症	A
CQ2　男性型脱毛症に塩化カルプロニウムの外用は有用か？	C1
CQ3　男性型脱毛症に医薬部外品・化粧品の育毛剤の外用は有効か？	
CQ3.1　t-フラバノン	C1
CQ3.2　アデノシン	C1
CQ3.3　サイトプリン・ペンタデカン	C1
CQ3.4　セファランチン	C2
CQ3.5　ケトコナゾール	C1
CQ4　フィナステリド内服は有用か？	
（CQ4.1）　男性の男性型脱毛症	A
（CQ4.2）　女性の男性型脱毛症	D
CQ5　男性型脱毛症に植毛術は有用か？	
（CQ5.1）　自毛植毛術	B
（CQ5.2）　人工毛植毛術	D

脱毛症診療ガイドライン（2010年版）を作成し発表した．

本稿ではその内容の要旨について解説したい．

男性型脱毛症診療ガイドラインでは，我が国における男性型脱毛症の治療について Clinical Question（CQ）を設定し，それぞれの CQ に対する推奨度と推奨文を示した（表1）．

2．エビデンス根拠のレベルと推奨度決定基準について

このガイドラインにおいては以下のエビデンス根拠のレベル分類と推奨度の分類基準を用いている．

＜エビデンスのレベル分類＞

Ⅰ．システマティック・レビュー／メタアナリシス

Ⅱ．1つ以上のランダム化比較試験

Ⅲ．非ランダム化比較試験

Ⅳ．分析疫学的研究（コホート研究や症例対照研究）

Ⅴ．記述研究（症例報告や症例集積研究）

Ⅵ．専門委員会や専門家個人の意見

＜推奨度の分類＞

A．行うよう強く勧められる（少なくとも1つ以上の有効性を示すレベルⅠもしくは良質なレベルⅡのエビデンスがあること）

B．行うよう勧められる（少なくとも1つ以上の有効性を示す質の劣るレベルⅡか良質のレベルⅢ，あるいは非常に良質のⅣのエビデンスがあること）

C1．行うことを考慮してもよいが，十分な根拠がない（質の劣るⅢ～Ⅳ，良質な複数のⅤ，あるいは委員会が認めるⅥ）

C2．根拠がないので勧められない（有効なエビデンスがない，あるいは無効であるエビデンスがある）

D．行わないよう勧められる（無効あるいは有害であることを示す良質なエビデンスがある）

ガイドラインの中で但し書きとして，本文中の推奨度が必ずしも上記の判断基準に一致しない場合がある．人種的差異，分野によるエビデンスの不足，日本の社会的特殊事情，さらにガイドラインの実用性を勘案し，エビデンス・レベルを示した上で推奨度を決定したとの記載がある．

3．Clinical Question（CQ）と推奨度

CQ1　ミノキシジルの外用は有用か？

推奨度：CQ1.1　男性に対して A
　　　　CQ1.2　女性に対して A

推奨文：男性症例に対して5％ミノキシジル外用液を外用療法の第1選択薬として，また女性症例に対して1％ミノキシジル外用液を治療の第1選択薬として用いるべきである．

解　説：男性，女性ともに多数の症例によるラ

ンダム化比較試験の報告があり，ミノキシジル外用に関しては良質な根拠がある．

CQ2　塩化カルプロニウムの外用は有用か？
推奨度：C1
推奨文：用いてもよい．
解　説：ランダム化比較試験の報告はなく，わずかな左右比較試験の報告と使用前後の比較試験があるのみであり，塩化カルプロニウム単独での有益性は，現段階では十分に実証されていないが，生薬との合剤を含む我が国での膨大な診療実績も考慮し，外用療法の一つとして推奨するとしている．

CQ3　医薬部外品・化粧品の育毛剤外用は有用か？

CQ3.1　t-フラバノン
推奨度：C1
推奨文：用いてもよい．
解　説：t-フラバノンの発毛効果に関しては有効性を示すエビデンスの高い試験があるが数が少ない．しかし副作用が軽微な点も考慮し，外用療法の一つとして推奨する．ただし女性ではその有用性は不明であると記載されている．

CQ3.2　アデノシン
推奨度：C1
推奨文：用いてもよい．
解　説：男性，女性に対する比較試験が1報ずつあるのみである．このことからアデノシンの発毛効果に関しては有効性を示す根拠は少ないものの，副作用が軽微な点を考慮し，外用療法の一つとして推奨するとしている．

CQ3.3　サイトプリン・ペンタデカン
推奨度：C1
推奨文：用いてもよい．
解　説：サイトプリン・ペンタデカンに対する二重盲検試験が1報ずつある．このことからサイトプリン・ペンタデカンの発毛効果に関しては有効性を示すエビデンスの高い試験があるが数が少ない．しかし副作用が軽微な点を考慮し，外用療法の一つとして推奨する．しかし女性ではその有用性は不明であると記載されている．

CQ3.4　セファランチン
推奨度：C2
推奨文：用いない方がよい．
解　説：ガイドラインではC2の評価であるが，現在セファランチン含有ローションは販売されていない．

CQ3.5　ケトコナゾール
推奨度：C1
推奨文：用いてもよい．
解　説：ケトコナゾールローション外用の前後比較試験やケトコナゾール含有シャンプーと市販のシャンプーとの比較試験がある．このことからケトコナゾール外用の発毛効果に関しては複数の根拠があり，男性症例に対する外用療法の一つとして推奨する．しかし女性ではその有効性は不明であると記載されている．

CQ4　フィナステリド内服は有用か？
推奨度：CQ4.1　男性に対してA
　　　　CQ4.2　女性に対してD
推奨文：男性症例に内服療法の第1選択薬として用いるべきである．他方，女性症例には用いてはならない．
解　説：男性に対しては良質なランダム化比較試験が多数ある．一方女性に対しては妊婦に投与するとDHTの低下により男児の生殖器官などの正常発育に影響を及ぼす恐れがあることが報告されている．したがってフィナステリド内服は男性症例に対する内服治療の第1選択薬として強く推奨する．他方女性症例に対して使用しないよう勧告すると記載されている．なおフィナステリド内服療法の詳細については別の稿で述べられているので参考にして頂きたい．

CQ5　植毛術は有用か？
推奨度：CQ5.1　自毛植毛術はB
　　　　CQ5.2　人工毛植毛術はD
推奨文：フィナステリド内服やミノキシジル外用により十分な改善が得られない男女の症例に対し，十分な経験と技術を有する医師が行うとよい．

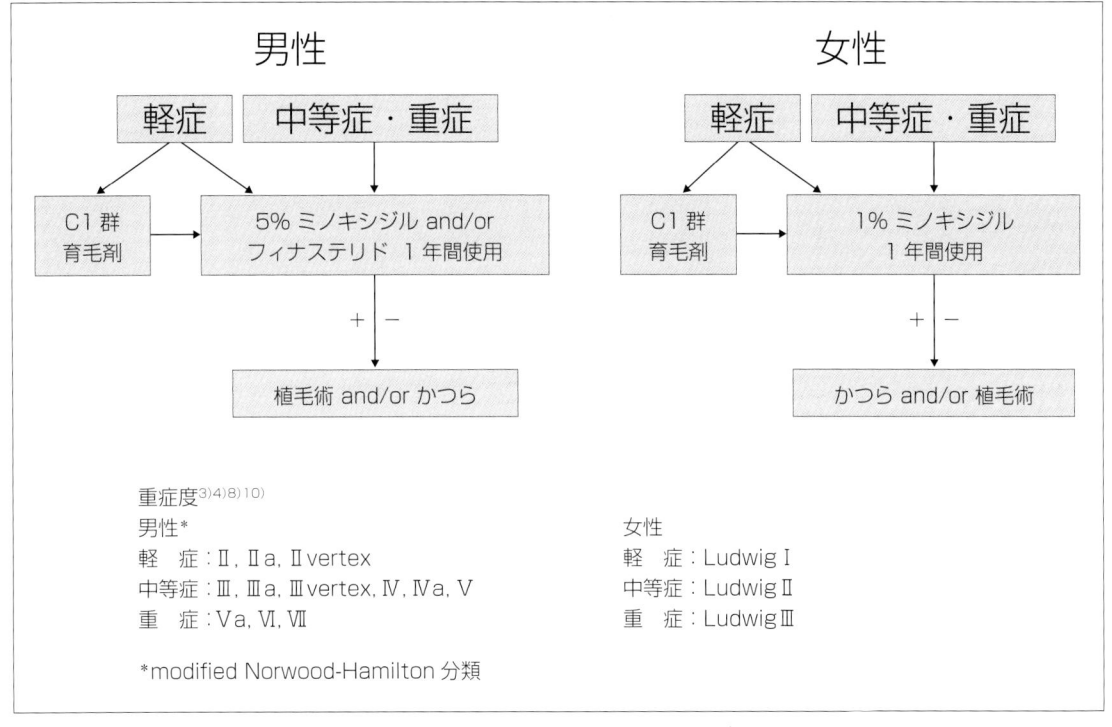

```
男性                                      女性
┌──────┬──────────┐                    ┌──────┬──────────┐
│ 軽症  │ 中等症・重症 │                    │ 軽症  │ 中等症・重症 │
└──┬───┴─────┬────┘                    └──┬───┴─────┬────┘
   ↓         ↓                             ↓         ↓
┌──────┐  ┌──────────────┐              ┌──────┐  ┌──────────────┐
│ C1 群 │→│ 5% ミノキシジル and/or │              │ C1 群 │→│ 1% ミノキシジル │
│ 育毛剤 │  │ フィナステリド 1年間使用 │              │ 育毛剤 │  │ 1年間使用       │
└──────┘  └──────┬───────┘              └──────┘  └──────┬───────┘
                 + -                                      + -
                 ↓                                        ↓
            ┌────────────┐                           ┌────────────┐
            │ 植毛術 and/or かつら │                           │ かつら and/or 植毛術 │
            └────────────┘                           └────────────┘

重症度3)4)8)10)
男性*                                         女性
軽  症：Ⅱ, Ⅱa, Ⅱvertex                      軽  症：Ludwig I
中等症：Ⅲ, Ⅲa, Ⅲvertex, Ⅳ, Ⅳa, Ⅴ           中等症：Ludwig Ⅱ
重  症：Va, Ⅵ, Ⅶ                            重  症：Ludwig Ⅲ

*modified Norwood-Hamilton 分類
```

図 7. 日本皮膚科学会「男性型脱毛症診療ガイドライン」策定委員会による治療アルゴリズム

解説：自毛植毛術のエビデンス・レベルは必ずしも高いとは言えないがエビデンスの高い治療でも効果が不十分な症例に対しては他に有効な手段がないこと，これまでの膨大な診療実績，患者の苦悩を考慮し，十分な経験と技術を有する医師が行う場合に限り推奨度 B とすると記載されている．なお自毛植毛術の詳細については別の稿で述べられているので参考にして頂きたい．一方化学繊維で作られた人工毛を植える人工毛植毛術については過去に多くの有害事象が報告されていることから，現時点で厚生労働省は使用を禁止していないものの，利益が危険性を上回る根拠に乏しいとして日常診療において使用しないように勧告するとしている．

4. 治療アルゴリズム

ガイドライン策定委員会はこの推奨度をもとに治療アルゴリズムを作成している(図7)．その内容によると，男性女性とも軽症例では育毛剤を使用することも良いとされている．そして軽症例も場合によっては中等症以上の症例では第1選択として男性では5%ミノキシジル外用，フィナステリド内服を，女性では1%ミノキシジル外用が良いとしている．またこれらの治療法に加え必要に応じて義髪の装着や自毛植毛術の施行も良いとしている．

まとめ

男性型脱毛症は徐々に進行する脱毛である．治療は長期間に及ぶことが多いため，患者の治療へのモチベーションを上げつつ根気よく治療を継続する必要がある．

参考文献

1) Drake, L. A., et al.：Guidelines of care for androgenetic alopecia. J Am Acad Dermatol. **35**：465-469, 1996.
2) Takashima, I., et al.：Alopecia androgenetica. Its incidence in Japanese and associated condition. Hair Research：Status and Future Aspects. Orfanos, C. E., et al. ed., pp287-293, Springer Verlag, Berlin, 1981.
3) 板見 智：日本人成人男性における毛髪（男性型脱毛症）に関する意識調査．日本医事新報．**4209**：27-29, 2004.
4) Itami, S., Inui, S.：Role of androgen in mesenchy-

mal epithelial interaction in human hair follicle. J Investig Dermatol Symp Proc. **10**：209-211, 2005.
5) Sasaki, M., et al.：The polyglycine and polyglutamine repeats in the androgen receptor gene in Japanese and Caucasian populations. Biochem Biophys Res Commun. **312**：1244-1247, 2003.
6) Hillmer, A. M., et al.：Genome-wide scan and fine-mapping linkage study of androgenetic alopecia reveals a locus on chromosome 3q26. Am J Hum Genet. **82**：737-743, 2008.
7) 緒方知三郎：禿頭の成り立ちについて．研究のヒント覚書(5)．総合臨床．**2**：101-106, 1953.
8) Norwood, O. T.：Male pattern baldness：classification and incidence. South Med J. **68**：1359-1365, 1975.
9) Ludwig, E.：Classification of the type of androgenetic alopecia (common baldness) occurring in the female sex. Br J Dermatol. **97**：247-254, 1977.
10) Whiting, D. A.：Diagnosis and predictive value of horizontal sections of scalp biopsy specimens in male pattern androgenetic alopecia. J Am Acad Dermatol. **28**：755-763, 1993.
11) 坪井良治ほか：男性型脱毛症診療ガイドライン(2010年版)．日皮会誌．**120**：977-986, 2010.

◆特集/臨床で役立つ 毛髪治療 update
脱毛症の鑑別診断

乾 重樹*

Key Words：スカルプダーモスコピー(scalp dermoscopy)，トリコスコピー(trichoscopy)，円形脱毛症(alopecia areata)，男性型脱毛症(androgenetic alopecia)

Abstract 脱毛症の鑑別診断法として，まず臨床像の形状・パターンから診断の予想をつけ，その診断が正しかったかをトリコスコピー(スカルプダーモスコピー)によって確認するアルゴリズムを紹介する．トリコスコピー像が予想した診断と合わない場合は，臨床像とトリコスコピー所見とを総合的に再考する．円形の脱毛斑では円形脱毛症をまず考える．トリコスコピー所見は黄色点，黒点，切れ毛，漸減毛，短軟毛である．前頭部と頭頂部もしくは頭皮の正中線にパターン化した脱毛では男性型脱毛症もしくは女性型脱毛症を中心に鑑別する．トリコスコピーでは毛直径の不均一が hallmark である．生え際に帯状に脱毛を生じるパターンではオフィアシス型円形脱毛症と frontal fibrosing alopecia を，びまん性の脱毛では円形脱毛症，女性型脱毛症，脂漏性脱毛症，休止期脱毛症をトリコスコピーによって鑑別する．しかしながら，トリコスコピーによっても診断が難しければ従来通り皮膚生検を行う．

はじめに

脱毛症を診断する基本はまず臨床像(肉眼像)を観察し，その脱毛の形状・パターンを認識することである．それだけで診断できるケースが多いものの，時に臨床像や問診などだけでは診断に苦慮することもある．筆者はそのような場合，ダーモスコープを用いて頭皮，毛孔，毛幹(ヘアシャフト)を観察し，診断が可能となることを経験してきた[1]．この方法はスカルプダーモスコピーもしくはトリコスコピーと呼ばれる．実際には，筆者らはエピライトエイト®(おんでこ)もしくは DermLite® II pro(3Gen)(図 1)を使用している．診療においては，前述のようにまず臨床像を観察し，その脱毛の形状・パターンから診断の予想をつけ，その診断が正しかったかをトリコスコピーによって確認するという手順を踏む．そこでトリコスコピー像が予想した診断と合わない場合は，臨床像

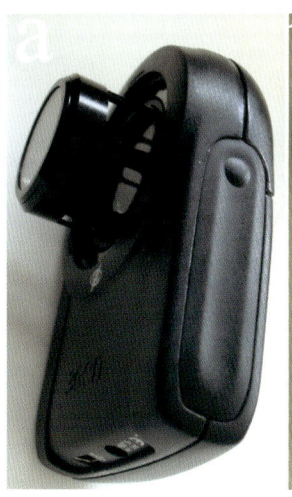

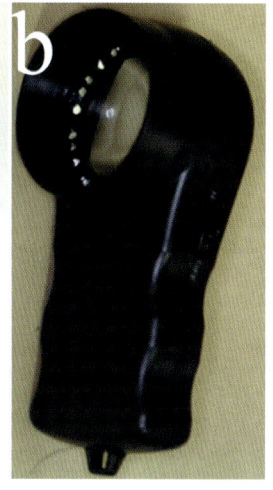

図 1. トリコスコピーに使用しやすいダーモスコープ
a：DermLite® II pro(3Gen)
b：エピライトエイト®(Epilight Eight：おんでこ)
頭髪が残存している場合は脱毛部周辺にゲルが拡がってしまい，使用しにくくなるので，ゲルを必要としないタイプのダーモスコープを筆者は使用している．

とトリコスコピー所見とを総合的に再考する．それでも診断が難しければ，従来から行われているように皮膚生検を行い病理組織学的な検討を加える．本稿ではこのような思考法による脱毛症の鑑

---

* Shigeki INUI, 〒565-0871 吹田市山田丘 2-2 大阪大学大学院医学系研究科皮膚・毛髪再生医学寄附講座, 准教授

```
脱毛の形状・パターン ━━▶ トリコスコピー ━━▶ 診断

　円形の脱毛斑 ─── 円形脱毛症
　前頭部と頭頂部に ─── 男性型脱毛症
　パターン化した脱毛
　　　　　　　　　　　　　　　　　　　トリコスコピーによる確認
　帯状脱毛 ─── 円形脱毛症、オフィアシス型
　　　　　　　　　　　　　　　　　　　予想と合わない
　全頭脱毛 ─── 円形脱毛症、全頭型、汎発型
　びまん性脱毛
　　　　　　　　　　トリコスコピーによる診断
　それらに当てはまらない脱毛　　　　　　　↓
　　　　　　　　　　　　　　　　　　　皮膚生検
```

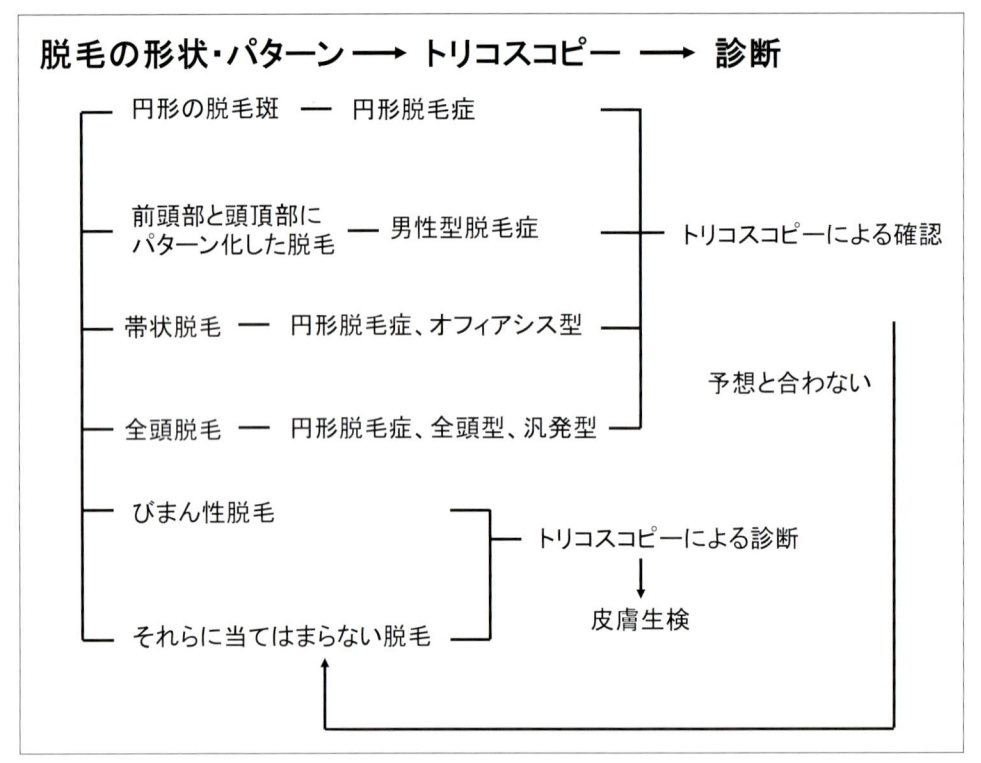

図 2. トリコスコピーを用いた脱毛症診断のアルゴリズム

実際の診療では臨床像(肉眼像)をまず観察し，診断の予想をつけ，その診断が正しかったかをトリコスコピーによって確認するという手順を踏む．予想と違っていればもう一度臨床像とトリコスコピーの所見を合わせて再考し，それでも診断が難しければ皮膚生検を行い，病理所見を合わせて検討することになる．

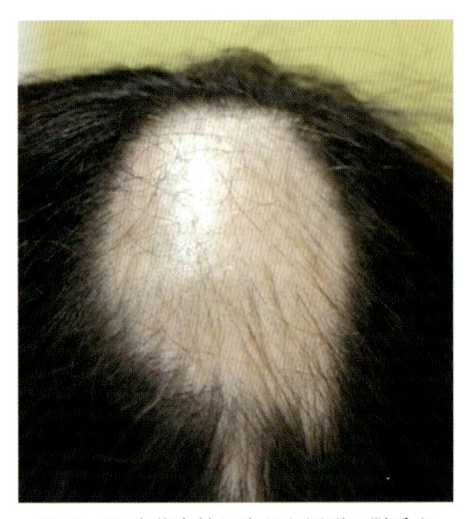

図 3. 20歳代女性に生じた円形の脱毛斑
円形の脱毛斑の場合，第一に考えるのは円形脱毛症である．本例でもトリコスコピー所見より円形脱毛症との診断を確定した．

別診断，さらにそのためのアルゴリズミックな診断法について考察する(図2)．まず臨床実地でよくみられる脱毛の形状・パターンを分類し，その各々についてトリコスコピーを用いて，いかに考えていくかを述べる．

円形の脱毛斑

実地臨床で最も多く経験する臨床パターンはここに述べる円形の脱毛斑である(図3)．この場合は円形脱毛症を第一に考える．脱毛を訴える患者を診断する時，まず脱毛が円形であるかどうか，円形であれば円形脱毛症と診断してよいか，を考えていくのが脱毛症臨床の第一歩と述べても過言ではないほどである．その時，円形脱毛症との診断をトリコスコピーで確認する．円形脱毛症が示唆されるトリコスコピーの所見を図4に示す．円形脱毛症では黄色点，黒点，切れ毛，漸減毛(感嘆符毛)，短軟毛がみられ，診断の根拠となる．合致しない場合に考えるべき疾患は，pseudopelade,

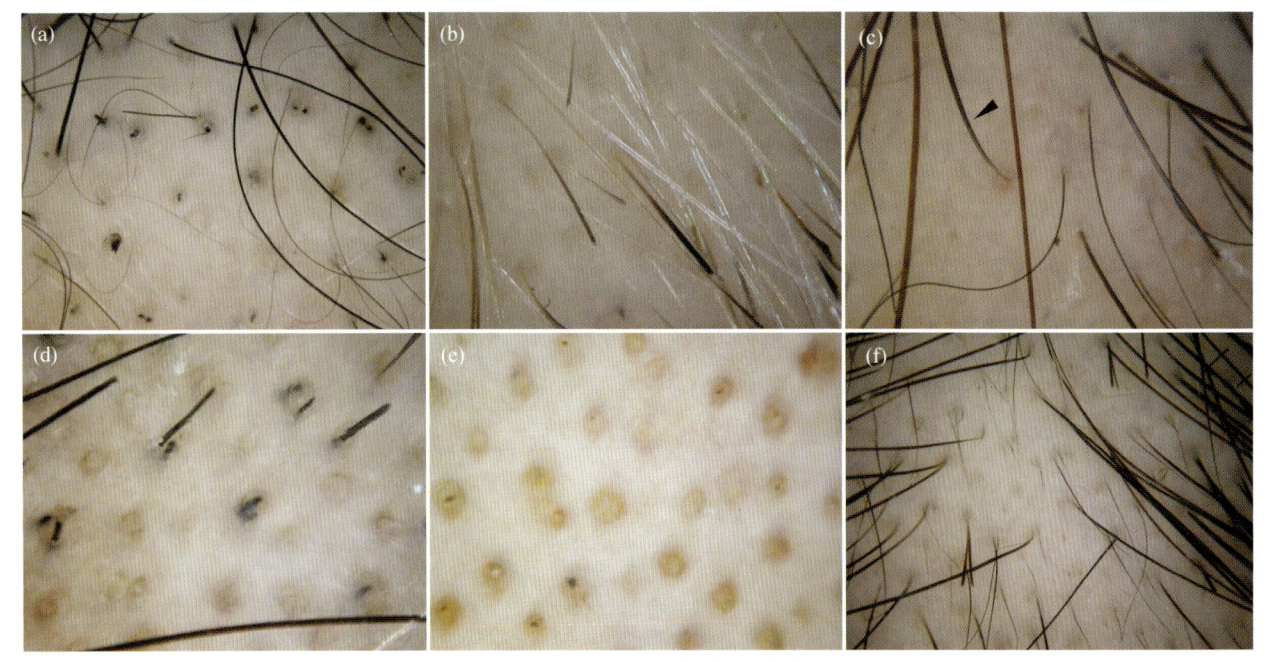

図 4. 円形脱毛症のトリコスコピー所見（文献 1 より引用）
a：黒点：切れた毛髪の基部
b：漸減毛（感嘆符毛）：急速に退行期・休止期に移行したために毛直径が縮小したことによる像
c：肘折れ毛（coudability hair）：毛幹（ヘアシャフト）を毛孔方向に押すと肘折れ様に曲がることより Shuster がこの命名を行った．一見正常の長さを有するが基部では毛直径の縮小がみられる．
d：切れ毛・折れ毛：障害された毛幹
e：黄色点：皮脂と不完全に形成された毛幹の混合物と推測されており，ダーモスコープを使用し乱反射を遮断しなければ観察できない所見である．
f：短軟毛：早期段階の再生毛で，多数みられれば回復中と考えられる．

頭部白癬，側頭部三角脱毛症[2]，脂腺母斑（図 5），aplasia cutis congenital, 慢性円板状エリテマトーデス（DLE）[3]，全身性エリテマトーデス（SLE）などである．これらについても各々に特徴的なトリコスコピー所見によって鑑別していく[4]．特に小児の角額に脱毛斑を認める側頭部三角脱毛症ではトリコスコピーにて軟毛の密生を認めるのみで，改善中の円形脱毛症との鑑別はその時点では不可能である．診断確定のためには，6 か月間臨床像とトリコスコピー所見が不変であることを確認すべきである[2]．毛髪を自己抜去してしまうトリコチロマニアでも脱毛の形状が円形に近い場合，診断に迷うが，毛幹を引っ張ることによるワイヤー状のカールがみられることが特徴である（図 6）．

前頭部と頭頂部にパターン化した脱毛

前頭部と頭頂部にパターン化した脱毛は男性型脱毛症を示唆する典型像である．トリコスコピー

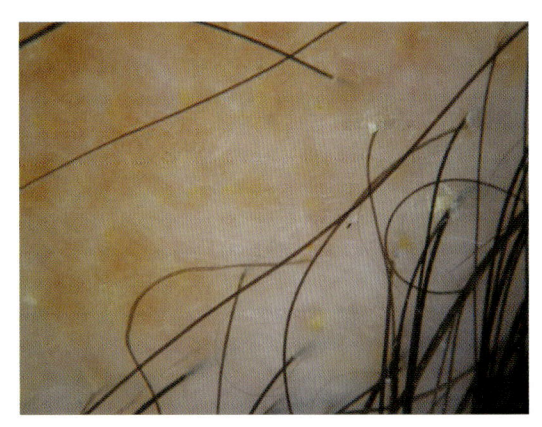

図 5. 脂腺母斑のトリコスコピー像
3 歳，男児．生下時よりの脱毛斑．トリコスコピーによってオレンジ点を認める．

所見は軟毛化を反映している毛直径の不均一である．男性型脱毛症の診断の hallmark と言えよう．その他にも必須ではないものの，毛孔周囲色素沈着，少数の黄色点がみられることもある（図 7）．この脱毛パターンでトリコスコピー所見が合わな

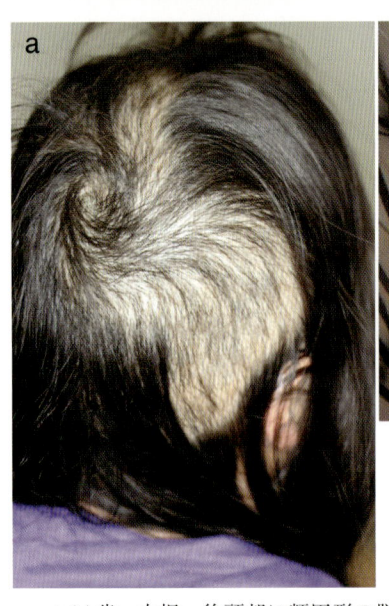

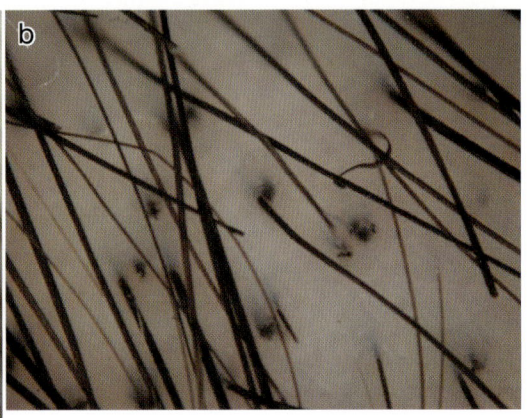

図 6.
トリコチロマニアのトリコスコピー像
a：14 歳，女児．後頭部に類円形の脱毛斑を生じている．形状はやや不整で円形脱毛症と診断するのはためらわれるものの，トリコチロマニアとすぐに診断するのも難しい．
b：毛幹を引っ張ることによるワイヤー状のカールがみられる．切れ毛や黒点は円形脱毛症と共通した所見なのでトリコスコピーを用いても鑑別が難しいこともある．

い場合には脂漏性脱毛症がよく経験される．トリコスコピーにて毛孔周囲に黄色調鱗屑がみられるのが特徴である．また，男性型脱毛症では，露光によって生じてくる黒子などの合併病変を除いて，皮表に明らかな変化がないことも重要なポイントである．女性の男性型脱毛症（女性型脱毛症）は頭皮の正中線からクリスマスツリー状に脱毛が拡大していくのが特徴であるが，トリコスコピーは男性同様，毛直径の不均一が重要な所見である．

帯状脱毛

生え際に帯状に脱毛を生じるパターンでは，オフィアシス型円形脱毛症（図8-a）が最も頻度の高い鑑別診断である．しかし，閉経後の女性に好発する frontal fibrosing alopecia (FFA)（図9-a）との見分けが難しい．前者では前述の黄色点（図8-b）など円形脱毛症に特徴的な所見（図4）がみられる．一方で，後者では瘢痕性脱毛症に特徴的な毛孔の消失が観察される．さらには毛包周囲の炎症を示唆する，毛孔周囲の紅斑，鱗屑（図9-b）も認める[5]．しかしながら，筆者らはトリコスコピーで毛孔の消失のようにみえながら，ステロイド外用を行ったところ黄色点が顕在化してきたオフィアシス型円形脱毛症を経験した[6]．この両者の鑑別では，一旦の診断後においても注意深い経過観察が必要であり，診断に納得がいかなければ皮膚生検を行うことが勧められる．

全頭脱毛

最も頻度が高いのは，全頭型もしくは汎発型の円形脱毛症であろう．その場合はトリコスコピーにて黒点や黄色点がみられる．稀ながらこれらの所見がなければ，先天性脱毛症も鑑別となる．

びまん性脱毛

びまん性の円形脱毛症，女性型脱毛症，脂漏性脱毛症，休止期脱毛症がしばしば経験される．びまん性の円形脱毛症では上述のトリコスコピー所見（図4）が診断に有用である．また前述のように女性型脱毛症では男性型脱毛症のトリコスコピー所見（図7）が役立つ．休止期脱毛症では有意なトリコスコピー所見がないことが多く，経過中寛解増悪がないか，急激なダイエットや甲状腺疾患などの内科疾患がないかを精査することが診断上，重要である．

それらに当てはまらない脱毛

以上のパターンに当てはまらない疾患でトリコ

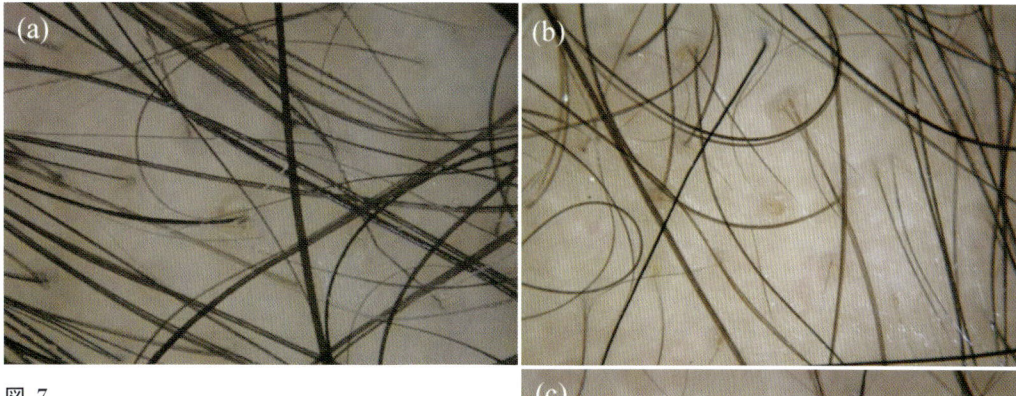

図 7.
男性型脱毛症のトリコスコピー所見（文献 1 より引用）
 a：毛直径の不均一：明らかに他よりも細くなった毛髪が 20％以上を占める．10％程度であれば正常でもみられる．
 b：毛孔周囲色素沈着：peripilar sign としても過去に報告されている．
 c：黄色点：円形脱毛症では無数に見られるが，男性型脱毛症では頭皮全体でも 10 個以内である場合がほとんどである．

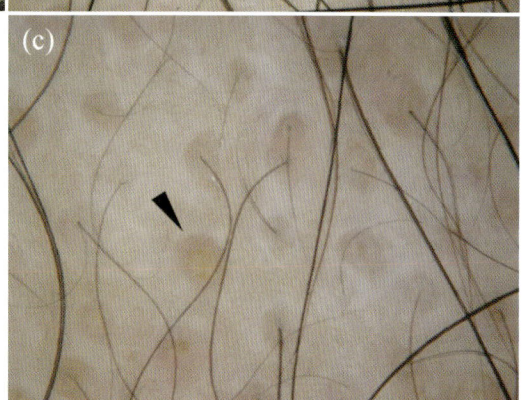

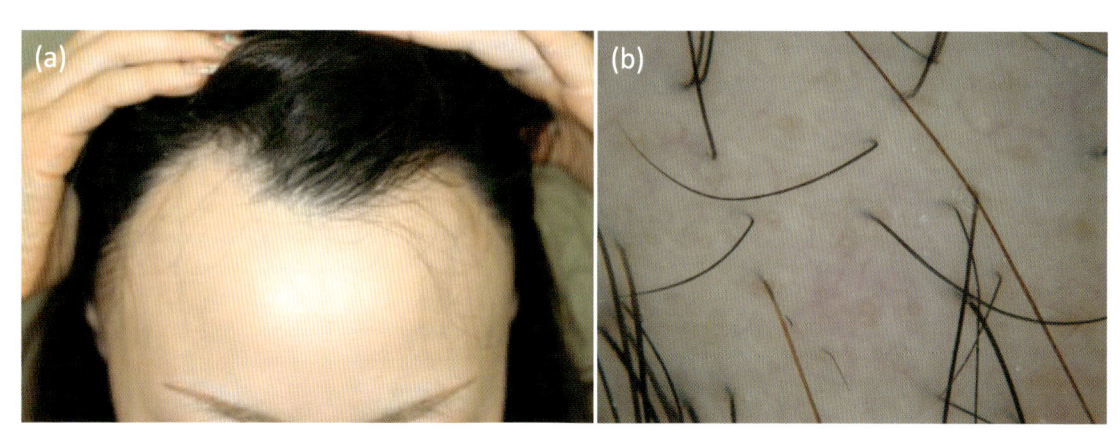

図 8．オフィアシス型円形脱毛症
 a：33 歳の女性に生じたオフィアシス型円形脱毛症の臨床像
 b：同症例のトリコスコピー所見：円形脱毛症に特徴的な黄色点が見られる．

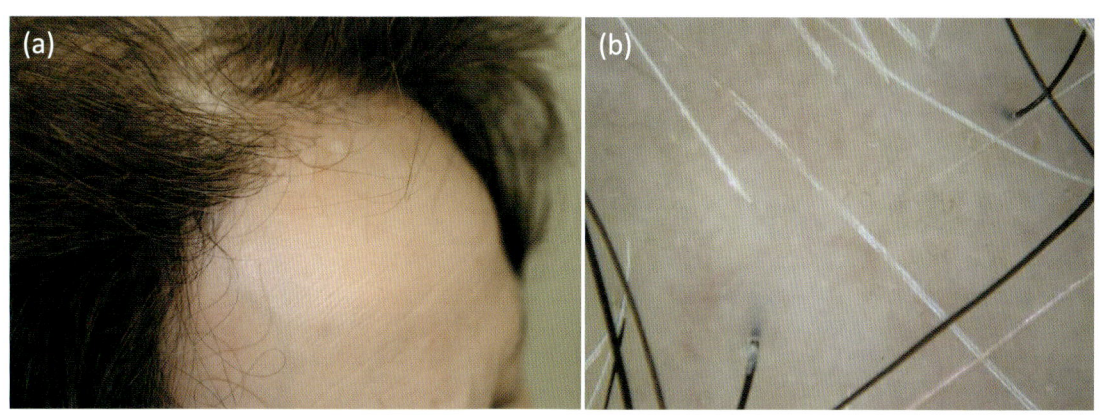

図 9．Frontal fibrosing alopecia（文献 5 より引用）
 a：67 歳の女性に生じた frontal fibrosing alopecia の臨床像
 b：同症例のトリコスコピー所見：瘢痕性脱毛症に特徴的な毛孔の消失，毛孔周囲の紅斑，鱗屑が見られる．

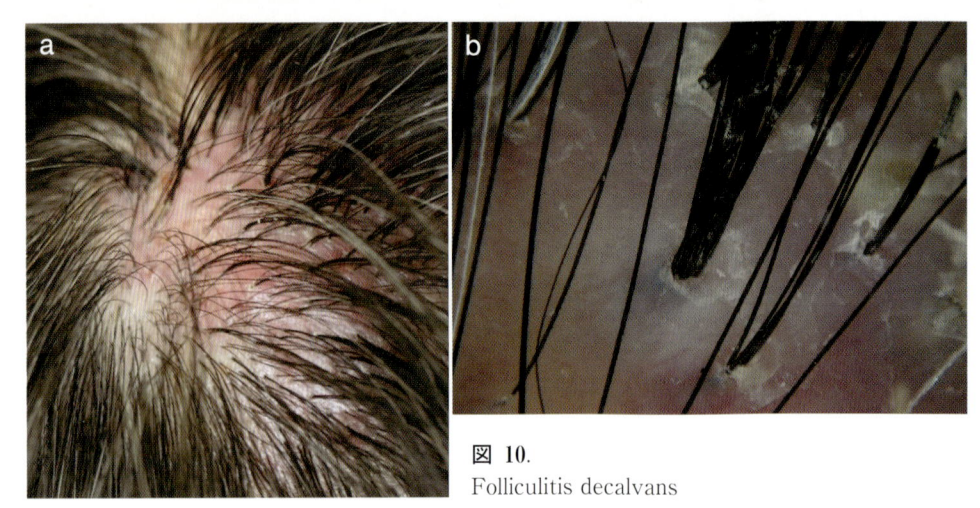

図 10.
Folliculitis decalvans
a：62歳，女性．2年前より脱毛が出現
b：Hair tufting がみられ，folliculitis decalvans と診断できる．右側に膿疱もみられる．

スコピーが診断に有用であるのは，folliculitis decalvans であろう．特徴的な hair tufting（束状にヘアユニットが集合していること）が容易に観察できる（図10）．

さいごに

以上述べたように，トリコスコピーは脱毛症の鑑別診断に有用であり，特に臨床像だけで診断が確定できない時に診断を可能にする．以前であれば行われたであろう，皮膚生検を回避することができる．しかしながら，診断的なトリコスコピー所見を探しても見あたらなければ，皮膚生検を行うべきである．脱毛症の診断学においては，トリコスコピーはあくまで便法のひとつであり，伝統的に行われてきた臨床像と病理像による診断法の価値は決して変わらないものである．

文　献

1) Inui, S.：Trichoscopy for common hair loss diseases：algorithmic method for diagnosis. J Dermatol. **38**：71-75, 2011.
   Summary　よく遭遇する脱毛症をトリコスコピーのみによってアルゴリズム化した診断法を述べた．本稿では臨床像を前提としており，より実地診療に適した方法であろう．

2) Inui, S., Nakajima, T., Itami, S.：Temporal triangular alopecia：trichoscopic diagnosis. J Dermatol. **39**：572-574, 2012.
   Summary　側頭部三角脱毛症のトリコスコピー所見とその診断について報告した．

3) Tosti, A., Torres, F., Misciali, C., et al.：Follicular red dots：a novel dermoscopic pattern observed in scalp discoid lupus erythematosus. Arch Dermatol. **145**：1406-1409, 2009.
   Summary　DLE の診断にトリコスコピーでみられる follicular red dot が有用であることを初めて報告した．

4) Inui, S.：Trichoscopy：New frontier for diagnosis of hair diseases. Expert Rev Dermatol. **7**：429-437, 2012.
   Summary　各種脱毛症のトリコスコピーによる診断についてまとめた総説．

5) Inui, S., Nakajima, T., Shono, F., et al.：Dermoscopic findings in frontal fibrosing alopecia：report of four cases. Int J Dermatol. **47**：796-799, 2008.
   Summary　Frontal fibrosing alopecia のトリコスコピー所見とその診断について報告した．

6) Inui, S., Itami, S.：Emergence of trichoscopic yellow dots by topical corticosteroid in alopecia areata mimicking frontal fibrosing alopecia：a case report. J Dermatol. **39**：39-41, 2012.
   Summary　オフィアシス型円形脱毛症のトリコスコピーによる診断のピットフォールについて報告した．

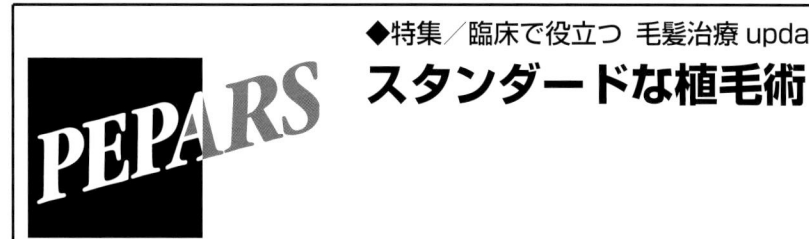

◆特集／臨床で役立つ 毛髪治療 update

スタンダードな植毛術

今川賢一郎*

Key Words：植毛（hair transplantation），follicular unit graft，follicular unit transplantation；FUT，follicular unit extraction；FUE

Abstract パンチ式植毛術の時代からマイクロミニ植毛術を経て，1990年中頃から自然の毛包単位ごとに株分けを行う follicular unit transplantation（FUT）が標準術式となり，多量植毛や高密度植毛の追求や，trichophytic 縫合法など，採毛部の瘢痕を目立たなくするための種々の工夫が試みられ現在に至った．しかし低侵襲の治療法が好まれる風潮においては，線状瘢痕を生じない follicular unit extraction（FUE）を選択する患者も増加している．ただ FUT と FUE は各々特長と適応があり二者択一というよりも補完的関係であって，将来にわたって FUT が植毛術の主役の座から降りることはないと思われる．

はじめに

1960年代初頭から30年間は macrograft による Okuda-Orentreich 法（パンチ式植毛術）が行われたが，本術式の欠点である不自然さを改善する意味で，1980年代初頭に Nordström[1] や Marritt[2] らは macrograft を細分化した micrograft と minigraft によってヘアラインへの微調整を行った．次いで Uebel は1991年に頭皮を帯状に採取し株分けするいわゆる strip 法を用いて，micrograft と minigraft のみによる症例を最初に報告した[3]．さらに Limmer は1994年に新しい概念として，採毛頭皮を実体顕微鏡下で毛包単位：follicular unit（以下，FU）ごとに株分けする follicular unit transplantation（以下，FUT）を提唱し，多くの支持を集めた[4]．本論文は FUT における筆者の経験を紹介する．

FUT の定義

マイクロミニ植毛術は，術者が恣意的に希望の

表 1．大きさによる株の分類

株のタイプ	形態	大きさ
Macrograft	円または楕円	≧2 mm
Minigraft	円，線状，四角	≦2 mm 3〜6本
Micrograft	不問	1〜2本
Strip graft	帯状	不問

表 2．フォリキュラーユニットの定義

- ・1〜4本の硬毛
- ・1〜2本の軟毛
- ・起立筋
- ・平均9個の皮脂腺の分葉

FU はこれらを有し，周囲をコラーゲン線維の帯で囲まれた解剖学的単位と定義される．

大きさの株に株分けする "cut-to-size" で，Knudsen は2 mm 以上の大きさの株を macrograft，2 mm 以下で3〜6本の頭髪を含む株を minigraft，1〜2本の頭髪を含む株を micrograft と定義した[5]（表1）．

一方 FUT は1984年に Headington が報告した FU という解剖学的単位をもとにしており[6]，"cut-to-FU" の概念と言える（表2）．

---

* Kenichiro IMAGAWA, 〒220-0004 横浜市西区北幸 2-1-22 医療法人横美会ヨコ美クリニック，院長

表 3. Follicular unit をもとにした新しい株の分類 (Unger 2004)

	株のタイプ	ヘア数	FU 数
Micrografts (広義)	Micrograft (狭義)	1〜4	より細分化したもの
	Follicular unit graft (FUG)	1〜4	1
	Follicular family graft	5〜6	2 つの FU が 0.2 mm 以下の距離でくっついてあたかも FUG に見えるもの
Multi-follicular unit grafts (MFUG)	Microslit grafts (cut to number of FUs)		
	Double FU	3〜5	2
	Triple FU	5〜8	3
	Quadruple FU	6〜12	4
	Traditional slit grafts (cut to size)	3〜12	2〜4
	Slot grafts (cut to size)	4〜8	4〜8
	Round grafts (cut to size) ("standard" punch grafts も含む)	5〜30+	2〜15+

表 4. FUT の要件

- 移植毛を採取する時にマルチブレードナイフを使用しない
- すべての株分けを顕微鏡下で行う
- すべての株は原則として 1 つの FU を含む, したがって 1 株のサイズは平均 2 本前後となる
- FU 間の皮膚 (hairless skin) は取り除く

なお我が国と韓国で広く行われている Choi や KNU 式植毛針を用いるいわゆる単一植毛術も FUT の変法だと位置づけられており, bundle hair と FU とは同義語である[7]. 2004 年に Unger は従来の大きさによる株の分類法を FU によるものに変更し, 1 株中に単一の FU を含む広義の micrograft と複数の FU を含む multi follicular unit graft (以下, MFUG) に大別した[8]. 広義の micrograft には, FU を細分化した狭義の micrograft, follicular unit graft (以下, FUG) および 2 個の FU が 0.2 mm 以内に接近してあたかも FUG に見える follicular family graft を含むが, 大部分は FUG であり広義の micrograft = FUG といってもよい (表 3).

一般に strip 法 = FUT と解されている向きもあるようだが, FUT は厳密な意味では広義の micrograft のみを使用する術式であり, MFUG を併用する複合移植とは区別されるべきである (表 4).

FUT の特徴と欠点

平均 1 mm ほどの間隔で不斉に存在する FU を標的に株分けを行い, それ以外の頭皮を廃棄するために FU 間に存在する休止期のヘアを利用できないという批判もあるが, Limmer は休止期のヘアも拡大鏡下ではほとんど確認できると反論している[9]. FUG は自然さという点で理想的であり, 同じ本数を含む株の大きさを最小限にできるために高密度の植えつけがより容易となる. ただ FUT を行う場合には施術時間が長くなること, 多くのスタッフが必要なこと, 顕微鏡等設備に費用がかかることなどが欠点である. また株が華奢なために乾燥に弱く, 十分な注意を払ってもやはり生着率が MFUG よりも劣るとする意見もある[10].

診 断

問診によって現病歴, 既往歴, 家族歴, 施術に対する患者の期待度を確認した後, 一般状態と局所所見をチェックする.

FUT の適応は以下の 5 つに大別される.

1) 男性型脱毛症
2) 女性型脱毛症の一部 (Ludwig 型, Olsen 型および Hamilton 型)
3) 瘢痕性脱毛症, 牽引性脱毛症, Trichotillomania
4) 新しいヘアラインの形成
5) 頭髪以外のヘアの修復 (眉毛, 睫毛, ヒゲ, アンダーヘア)

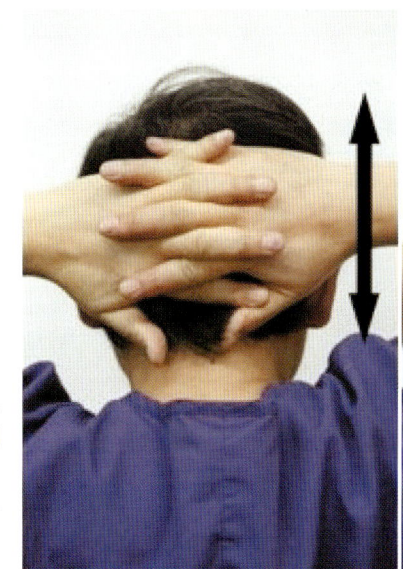

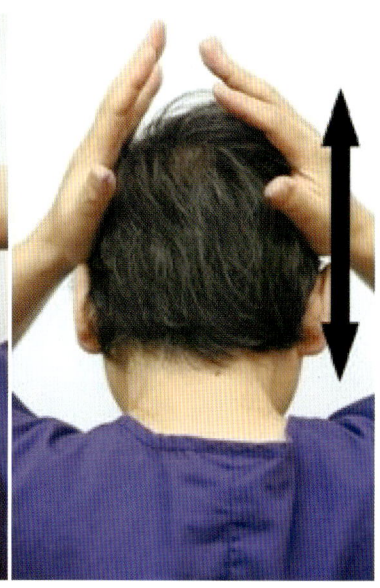

図 1.
採毛部へのストレッチ運動
　a：両手掌を組んで後頭部に押し当て，頭皮を挙上して 10 秒間保持する．
　b：側頭部は左右の手掌を耳の上に押し当て，同様な動作を行う．

局所所見から禿髪の鑑別診断を行うが，男性型脱毛症では進行度を Hamilton-Norwood の分類に従って判定する．

術前の注意点

・アスピリンなどの抗血液凝固剤，ビタミン E，ミノキシジルの使用を術前 1 週間程度中断させる．

・多量植毛を予定する症例や，頭皮の伸展度が悪いと予想される症例では，1～2 か月前から採毛部頭皮のストレッチ運動を行っておく．1 回 5～10 分，1 日 10～20 回を目処に指導すると，開始後 2 週以降に伸展度が改善され，結果的により多くの株が採れることになる（図 1）．

・施術の結果は採毛部位の条件によって左右されることを患者に説明する必要がある．ボリュームアップ効果は移植毛の太さの二乗の数値に比例し，同じ株数の場合でもヘアが細い症例ではより小さな効果しか得られない．

手　技

1．移植株数の算出

移植床にポリエチレンラップフィルムをかぶせて，輪郭をマジックペンでトレースし，1 cm の方眼紙にそれを当てて升目の数で面積（cm^2）を計算する．仮にその面積を A cm^2 とし，植えつけ密度（FUG 数/cm^2）を D とすると必要な FUG 数は A×D となり，たとえば 40 FUG/cm^2 の密度で 50 cm^2 に植えつける場合には 50×40＝2,000 となる．当院では植えつけ密度の目安を生え際で 35～40 FUG/cm^2，つむじや瘢痕部位では 30～35 FU 株/cm^2 としている．1 回に何株を植えつけるかは患者の状態と希望により，複数回に分割することもあるが，可能であれば 1 回の施術で完了させるワンパス植毛が最近の傾向である．

2．採毛頭皮の計測

後頭部では左右の耳介上端を結んだ線より下部の 6～8 cm，側頭部では耳介上部の 6～8 cm が将来男性型脱毛症による脱毛のリスクのない安全な採毛部位である．5×5 mm 視野の採毛部の頭髪を 2～3 mm にカットし，頭髪の太さ（μm）および FU 数を Follicular Dermatoscope（Anyview Microscope MV200UA™）で測定し，簡易的に 4 倍して FU 数/cm^2 を算出する．後頭部，乳様突起部，側頭部の密度を各々計測し採毛部位の平均 FU 数/cm^2 を割り出す（図 2）．必要な FUG 数÷FU 数/cm^2＝採毛頭皮の面積（cm^2）となる．多量植毛では帯状に採取される頭皮は長さ 25～32 cm，切除幅は後頭部は広めに，側頭部および乳様突起周辺部では狭めにデザインするが，安全な切除幅は Mayer の頭皮伸展度（%）の計測によって目安値が得られる[11]（図 3，表 5）．

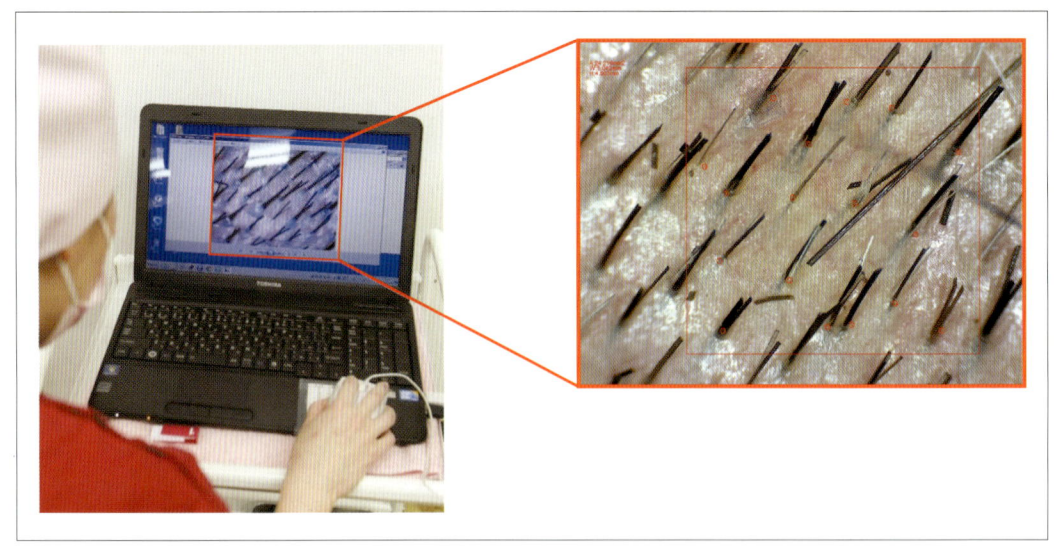

図 2. Follicular Dermatoscope を用いた採毛部位の密度と太さの測定(枠は 5 mm 四方で 4 倍すると 1 cm² に相当する)

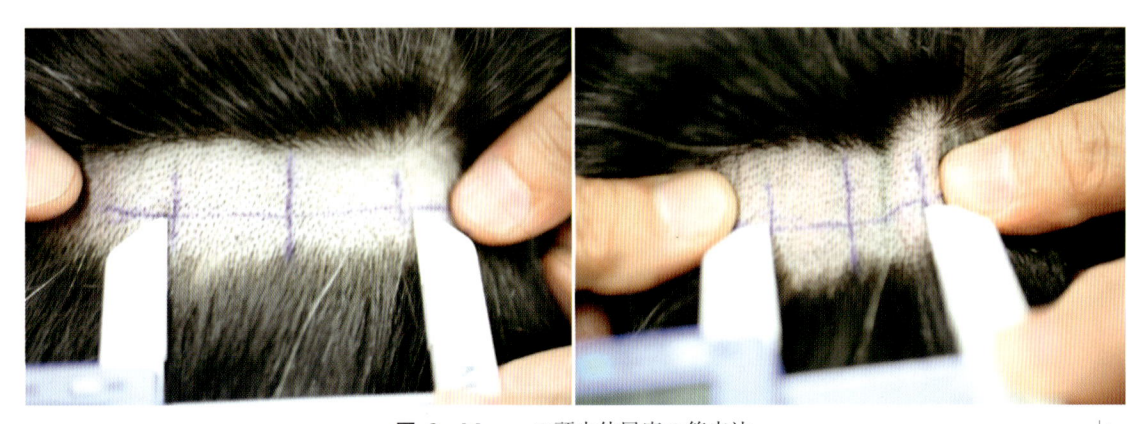

図 3. Mayer の頭皮伸展度の算定法　　　　　a|b
a：後頭部にノギスで正確に 5 cm 間隔の目印をつける．
b：両手の親指で内側に頭皮を強く圧迫し，5 cm の間隔が何 cm に縮むかを計算する．
仮に b が X cm だとすると伸展度係数は $\frac{5-X}{5} \times 100\%$ となる．

表 5. Mayer の頭皮伸展度数

頭皮伸展度	最大頭皮切除幅(後頭部)	最大頭皮切除幅(乳様突起部)
10%	10 mm	8 mm
15%	15 mm	10 mm
20%	20 mm	15 mm
25%	22 mm	15 mm
30%<	22 mm	15 mm

3．麻酔方法

　局所麻酔下で行うが，ジアゼパムの経口またはミダゾラムの静注投与を併用する．局所麻酔は 0.5％リドカイン液と 1/10 万のエピネフリンを使用するが過量投与に注意し，0.1％リドカイン溶液と 1/30 万のエピネフリン添加 tumescent 溶液を併用する．症例により眼窩上神経ブロックも行う．

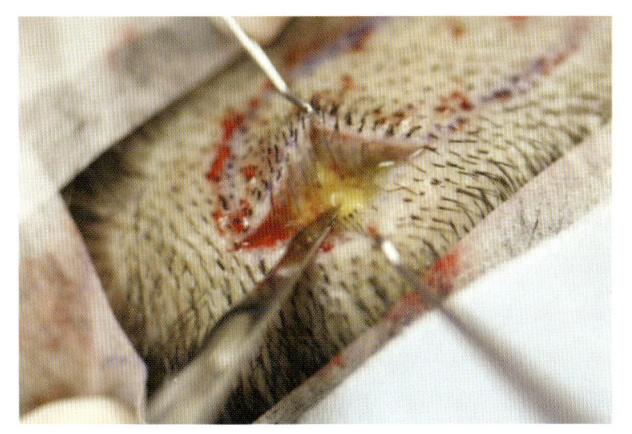

図 4. 創の切開
鈎を用いてできるだけ毛根を直視確認しながら切開する．

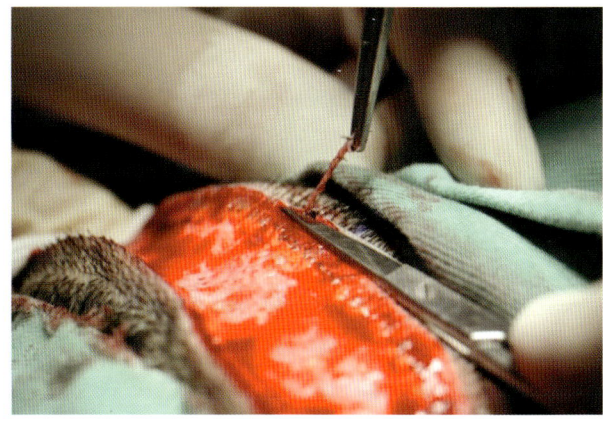

図 5. Trichophytic 縫合
切開線の下部の表皮 1 mm 程度を切除する．

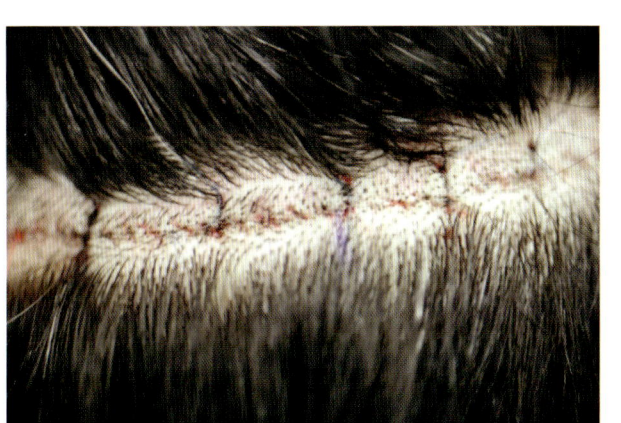

図 6. ナイロン糸 3-0 による支持縫合

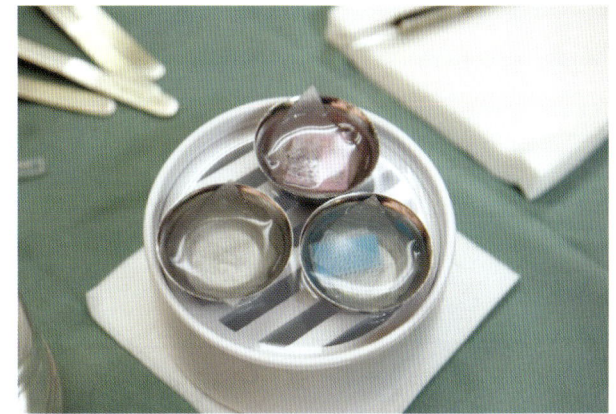

図 7. 株の保存
4℃の生理食塩水中に 1 本毛，2 本毛，3 本毛とサイズ別に保存する．

4．FUG の採取

拡大鏡下でデザインに沿って No. 10 メスで表面に浅い切開を加え，その創の両縁を 2 本の鈎で牽引して，No. 15 メスで毛根を直視しながら数 mm ずつ切開していく（図 4）．

頭皮の採取後，切開線の下縁の表皮 1 mm 程度を剪刀で de-epithelialization する（trichophytic 縫合）（図 5）．

創面の縫合はバイクリルラピッド 4-0 またはナイロン 4-0 による連続縫合と，ナイロン 3-0 による支持縫合を併用し，原則として皮内縫合は行わない（図 6）．

・安全な採取幅にデザインしたと思っても，予想外に創の緊張が強い症例に遭遇することもある．多量植毛術や，施術を繰り返して伸展度が著しく低いと予想される場合には，一気に切開しないことが重要である．またヒアルロン酸 1/2 アンプル（750 I.U.）を 30 cc の生食に溶かし，創の皮下層に 10 か所ほど各々 0.3 cc（75 I.U.）注入すると，伸展度が大きくなる[12]．

・どうしても縫合が困難な場合には，強引な縫合は避け，tumescent 溶液が吸収されて創の緊張が軽減するまで数時間待つとか，いったん採取した頭皮の一部をもとの場所に戻して植皮するなどの手段を講じる．

5．株分け

拡大鏡下で，帯状に採取された頭皮を No. 15 のメス刃を用いて 1～2 列の FU を含む帯に切り分ける．されにそれらを Mantis 顕微鏡下で FUG に株分けする．各々の株はサイズ別に 4℃の生理食

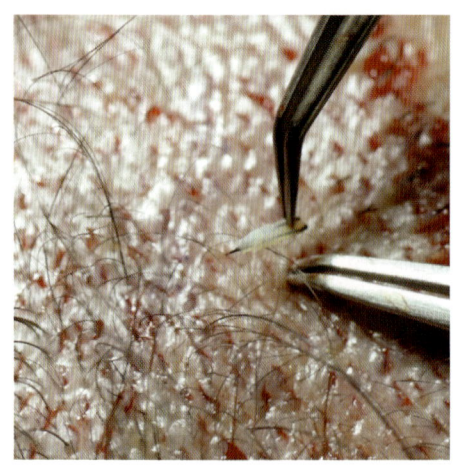

図 8. 2本の Jeweler 鑷子を用いての植え付け作業

表 6. FUT の合併症

術中のもの	出血，感染，疼痛，吃逆
術後早期のもの	血腫，動静脈瘤 感染症 毛囊炎，囊腫 顔面の浮腫 採毛部および移植床の瘙痒症 採毛部の知覚鈍麻および知覚過敏 休止期脱毛
術後 1 年以降のもの	不自然な生え際の形成 不自然な移植毛の毛向および毛流 Tenting および pitting 低発毛 採毛部の目立つ瘢痕および肥厚性瘢痕

塩水に保存しておく．すべての作業終了後 1 本毛○株，2 本毛△株，3 本毛×株とサイズ別に株数を集計する（図 7）．

6．植えつけ

Pre-made 法（あらかじめスリットを作って，そこに一斉に植えつける方法）と stick-and-place 法（1 つ 1 つのスリットと植えつけ作業を同時に行う方法）があるが，筆者は pre-made 法を行っている．スリット作成には 1 本毛は 21 G 針（0.8 mm 径），2～3 本毛は 19 G 針（1.0 mm 径）を用いる．Jeweler 鑷子を用いて株を挿入するが，すべての作業は拡大鏡下で行う（図 8）．

・生え際では最前列から 1 本毛，次に 2 本毛，さらに 3 本毛というようにグラデーションを心掛ける．

・患者の了解が得られれば，視野確保のために移植床を 2～3 mm に剃髪し，高密度植毛を心掛ける．

・Pre-made 法のあと stick-and-place 法によってより一層の高密度植毛に努力する．

・症例ごとにスリットの深さ（4～5.5 mm）を調整し，必要以上に深く刺入しない．

・スリットの刺入角度はヘアラインで 45°，こめかみで 15°，つむじでは 30° を目安とする．

7．術後処置

採毛部にヘッドバンドを着用させ，翌朝に外す．移植床へのドレッシングは行わない．洗髪は術後 2 日から開始する．低刺激の洗髪剤を少量の温水で薄め，スポンジを用いての押し洗いを指導するが，術後 1 週間以降は移植床を軽く指の腹でこすることも許可する．なお支持縫合の抜糸は 5～6 日後に行う．

8．経　過

痂皮は 10～14 日目に脱落する．多くの株は術後 1～2 か月目に休止期に入りいったん脱落するが，3～6 か月で再び発毛する．施術の結果が判定されるのは 10 か月以降であるが，ボリュームアップ効果は術後 1 年 6 か月まで続く．

・男性型脱毛症は進行性であり，既存毛の喪失は植毛術の効果を相殺するため，フィナステリドやミノキシジルなどの薬物治療の必要性を説明する．

9．合併症

植毛手術は比較的安全で合併症の頻度も少ない．医学的な合併症というよりもむしろ美容的な不満足例が圧倒的に多い（表 6）．

症　例

症例 1（図 9）：36 歳，男性．Hamilton Norwood クラス 3

a, b は術前の状態である．2 回の施術で合計 3,555 FUG を移植した．c, d は 2 回目の施術から 18 か月目の状態である．

症例 2（図 10）：40 歳，男性．Hamilton Norwood 分類クラス 5

a～c は術前の状態である．2,930 FUG を移植

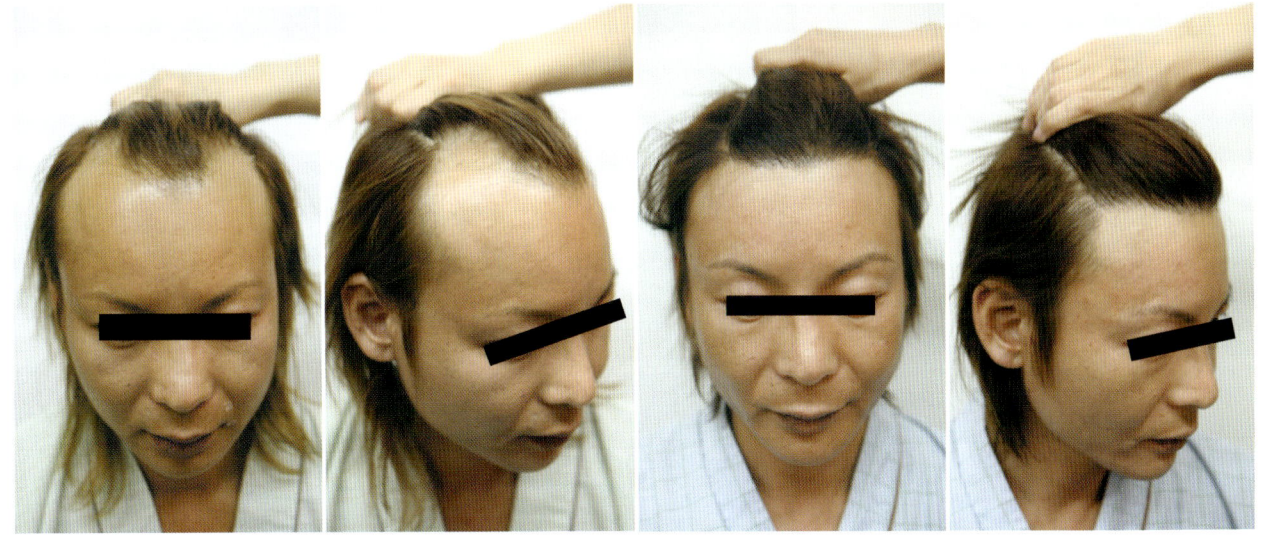

a|b|c|d

図 9. 症例 1：36 歳，男性．Hamilton Norwood クラス 3
a，b：術前の状態．2 回の施術で合計 3,555 FUG を移植した．
c，d：2 回目の施術から 18 か月目の状態

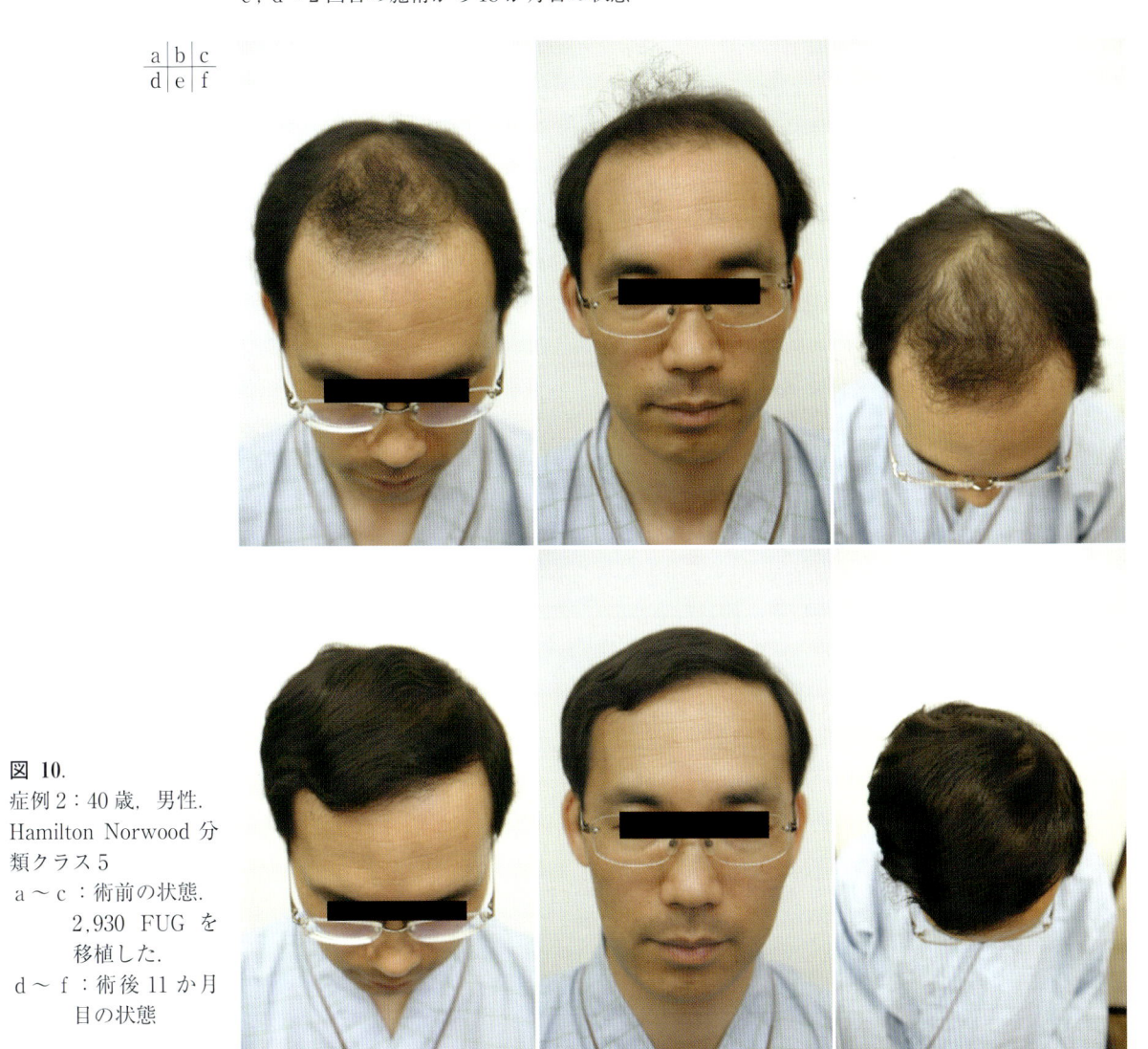

a|b|c
d|e|f

図 10.
症例 2：40 歳，男性．
Hamilton Norwood 分類クラス 5
a〜c：術前の状態．2,930 FUG を移植した．
d〜f：術後 11 か月目の状態

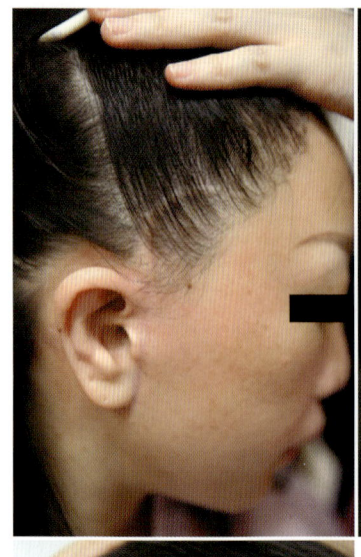

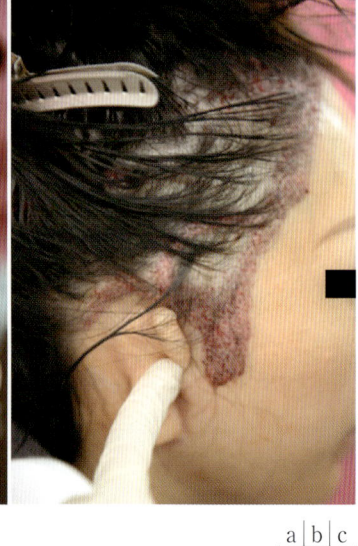

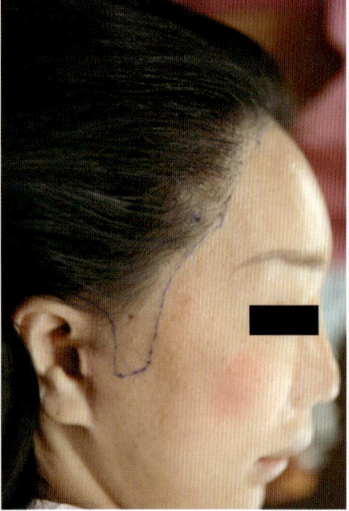

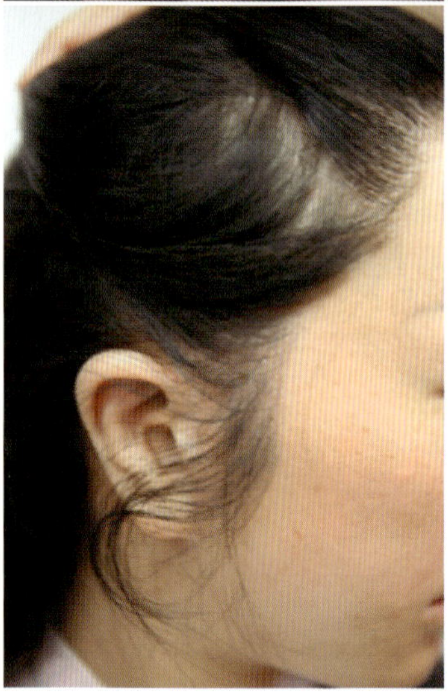

図 11.
症例 3：33 歳，女性
フェイスリフト術後の瘢痕，両側のもみあげの消失および側頭部ヘアラインの後退を主訴に植毛を希望した．
a：術前
b：デザイン
c：施術直後．2,368 FUG を移植した．
d：術後 11 か月目の状態

a	b	c
d		

した．d～f は術後 11 か月目の状態．

症例 3（図 11）：33 歳，女性

フェイスリフト術後の瘢痕，両側のもみあげの消失および側頭部ヘアラインの後退を主訴に植毛を希望した．a は術前，b はデザイン，c は施術直後で 2,368 FUG を移植した．d は術後 11 か月目の状態．

考　察

植毛術の歴史は自然さの追求と言えるが，1990年代半ばから標準術式となった FUT はその課題を達成し，多量植毛の工夫によって 1 度に採れる最大株数も毎年増加し続けた．また高密度植毛の進歩によって 1 度の施術で満足できる濃さを達成できた症例も増加している．さらに trichophytic 縫合などによって採毛部の線状瘢痕を目立たなくする試みも相次いだ．ただ今世紀になって，植毛術の究極の姿と思われた FUT にも思わぬライバルが現れた．Rassman らは採毛部から直接 FUG をくり抜く follicular unit extraction（以下，FUE）を 2002 年に発表し[13]，当初はパンチ式植毛術と同じ概念の術式ではないか，後戻りの発想にすぎないとの批判を受けた．しかし FUE は低侵襲で線状瘢痕が残らないという長所のために急速に支持を集め，現在頭髪外科関連の学術集会でも演題の半数近くが FUE 関連のものである．今や FUE は FUT を駆逐する勢いにも見えるが，果たしてそうなるのか？ という問いへの筆者の答えは "NO" である．

FUE は FUT よりも毛根切断率が大きいこと，多量植毛に不向きなこと，低発毛のリスクが大きいことが欠点である．一方 FUT は結果の安定性については折り紙つきであり，何よりも Norwood クラス V～VII の症例では多量植毛によって

表 7. FUT と FUE の比較

	FUT	FUE
瘢痕の形状	線状	点状
採毛部の傷を隠す髪の長さ	2.5 cm 以上	坊主刈り
抜糸	有(5～10 日)	無
術後の疼痛およびダウンタイム	±～+	-～±
施術時間	短い	長い
必要なスタッフの人数	多い	少ない
株の生着率	85％以上	FUT を下回るが％は不明

1回の施術でも良い結果が期待できること，また顕微鏡下で質の良い株を作れることが最大の魅力である(表7)．したがって今後も FUT は植毛術における主役の座を降りることはないであろう．

文 献

1) Nordström, R. E. A. : Micrograft for improvement of frontal hairline after hair transplantation. Aesthet Plast Surg. **5** : 97-102, 1981.
2) Marritt, E. : Single-hair transplantation for hairline refinement ; a practical solution. J Dermatol Surg Oncol. **10**(12) : 27-31, 1984.
3) Uebel, C. O. : Micrografts and minigrafts : A new approach to baldness surgery. Ann Plast. **27** : 476-482, 1991.
4) Limmer, B. : Elliptical donor stereoscopically assisted micrografting as an approach to further refinement in hair transplantation. J Dermatol Surg Oncol. **20** : 789-793, 1994.
5) Knudsen, R. G. : Standard terminology of graft size. Hair Replacement. 76-77, Mosby St. Louise, 1996.
6) Headington, J. T. : Transverse microscopic anatomy of the human scalp. Arch Dermatol. **120** : 449-456, 1984.
7) Choi, Y. C., Kim, J. C. : Single-hair and bundle-hair transplantation using the Choi hair transplantation. Hair Replacement. 125-127, Mosby St. Louise, 1996.
8) Unger, W. P. : Recipient area hair direction and angle in hair transplanting. Dermatol Surg. **30** : 829-836, 2004.
9) Limmer, B. L. : The telogen hair. Hair Transplant Forum International. **7** : 12, 1997.
10) Beehner, M. L. : MFU grafts and strip harvesting—We hardly knew Ye. Hair Transplant Forum International. **24** : 125-126, 2014.
11) Mayer, M. L., Pauls, T. : Scalp elasticity scale. Hair Transplant Forum International. **15** : 122-123, 2005.
12) Park, J. S. : In hair transplantation. Hair Transplant Forum International. **23** : 213, 2013.
13) Rassman, W. R., Bernstein, R. M., McClellan, R., et al. : Follicular unit extraction ; Minimally invasive surgery for hair transplantation. Dermatol Surg. **28** : 720-727, 2002.

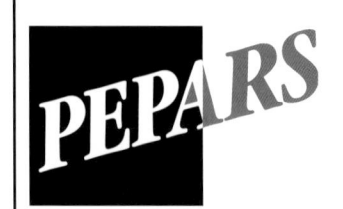

◆特集／臨床で役立つ 毛髪治療 update

植毛術におけるプランニング
―長期成績を踏まえて―

石井 良典*

Key Words：男性型脱毛症(AGA)，遊離植毛術(hair transplantation surgery)，ヘアーライン(hair line)，フィナステリド(finasteride)，長期経過(long term result)

Abstract 男性型脱毛症に対する遊離植毛術による治療は大変有用な方法である．そして長い年月を経て，広く認知され，その術式もより繊細なものに進歩してきた．しかしながら，遊離植毛術の本質は donor が有限であるため，限られた移植数でより良い改善を目指すことにある．併せて男性型脱毛症は進行性であるという2つの点を我々は治療を行う上で常に念頭に置く必要がある．すなわち長期の経過に耐え得る手術プランニングが必要とされる．筆者は治療のプランニングをするうえで，重要なポイントは，①ヘアーラインのデザイン，②保存的治療の併用や単独治療，③後療法の必要性であると考える．これらの点を中心として具体例を挙げて解説を行う．

　男性型脱毛症の外科的治療には遊離植毛術，有茎・遊離皮弁法，頭皮切除術など，様々な術式がある．それらの術式の中で，現在世界的に見ても遊離植毛術が主流となっている．遊離植毛術とは，男性型脱毛症が前頭部や頭頂部に起こりやすく，側頭部や後頭部には起こりにくいという性質を利用した手術である．手術によって移植された毛髪は採毛部の性質を受け継ぎ，すなわち採毛部の毛がなくならない限り生涯正常のヘアーサイクルを保ち成長する．この donor dominance と言われる性質が遊離植毛術を可能にさせている．

　遊離植毛術の歴史は古く，本邦ではすでに1939年に奥田によって報告されている[1]．その後，1959 年 Norman Orentreich により円柱植毛術（punch graft）が発表され[2]，Epstein がその著書 skin surgery 第3版(1970)において hair transplantation を50ページ以上に亘り詳細に紹介したことによって，広く認知された．

　その後，長い歴史の間に，術式もより繊細なものへと発展していった．しかしながらいずれの術式においても頭髪の総数が増えるわけではない．このことが，植毛術（hair transplantation surgery）が hair replacement surgery と呼ばれる所以である．

　近年では50年以上の経過を経て初期の手術を受けた症例の長期経過を見ることが出来るようになり，筆者自身も自身が手掛けた十数年経った患者を診察する機会を得るようにもなってきた．これらのことを踏まえて，遊離植毛術を行うに際して，以下の点が重要であると考えている．

　1) 手術の際に，使用できる donor は有限であること．

　2) 男性型脱毛症は進行性であること．1度移植された毛髪は数十年に亘って維持されること．したがって，ヘアーラインを含めて，長期の経過に耐え得るデザインがポイントとなる．

　以上の視点から，実際の症例を解説していきたい．

ヘアーラインのデザインの重要性

　白髪は1本であっても白髪であるが，男性型脱

---

* Yoshinori ISHII，〒330-0802 さいたま市大宮区宮町 1-36 見留ビル 3 階　大宮スキンクリニック，院長

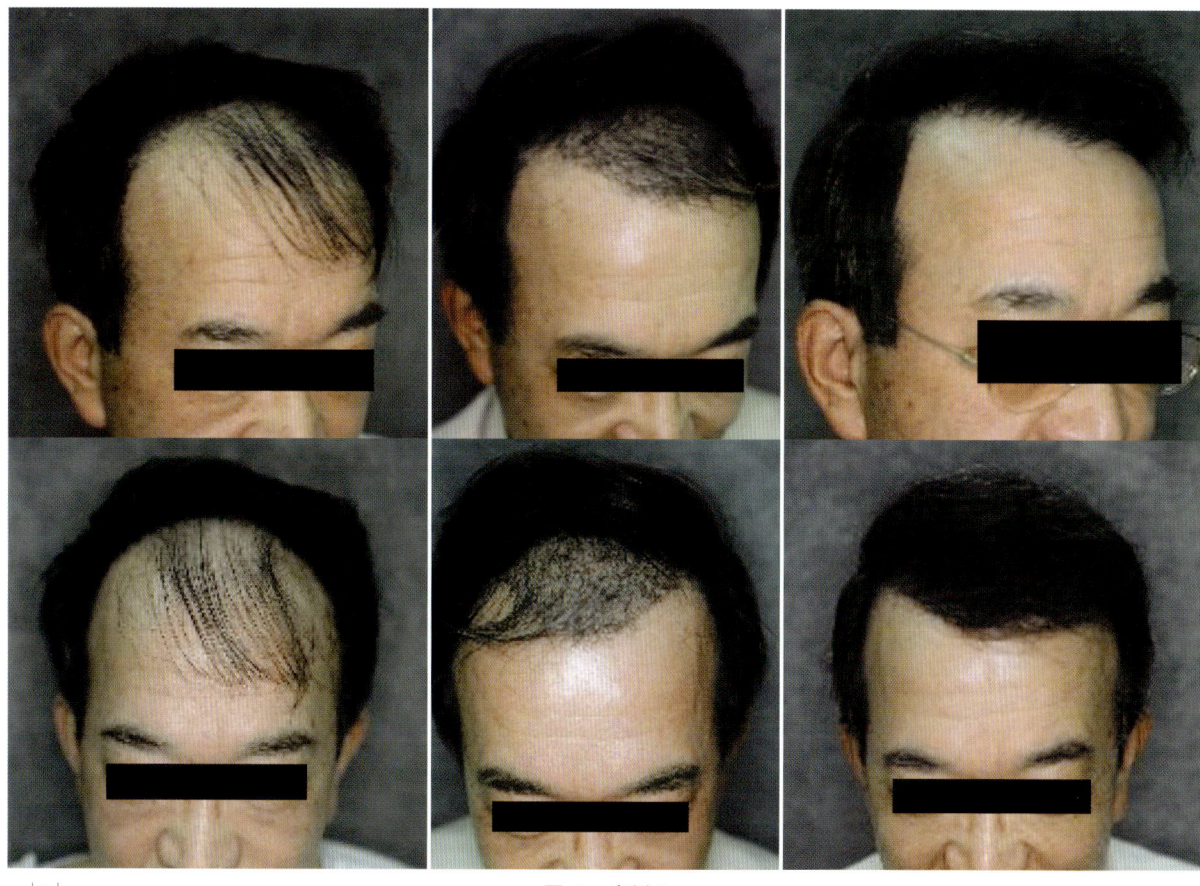

a|b|c　　　　　　　　　　　　　　　　　図 1. 症例 1

毛症には明確な基準はない．頭部全体から仮に 100 本の毛が抜けたとしてもその外観上の印象に変化はないが，もし一部分に集中して 100 本の毛が抜けたならば，患者はその脱毛巣を主訴として来院する．また，さらに小さな範囲の瘢痕であってもそれを主訴として患者はしばしば来院する．しかしながら同じ大きさの瘢痕であってもその部位によっては毛流でカバーされ，あるいは本人から見えない部分であれば特に気にならない．ヘアーラインが上昇している位置をもって男性型脱毛症を規定する場合もあるが，その基準は年齢によって変化する．また，毛の密度やその太さや本数についても年齢と共にその平均値は変化する．もし 50 代，60 代の人に 20 代のヘアーラインや毛量を与えたならば不自然なものである．義髪がしばしば不自然な印象を与えるのはその毛量の多さゆえである．あるいはヘアーラインの印象によってである．ヘアーラインの消失は男性型脱毛症の症状をより強調することになる．また先に述べたように donor dominance の性質により一度植毛術によって作られたヘアーラインは将来に亘って維持される．したがって将来の変化を見据えたデザインが求められる．

症　例

症例 1（図 1）

前頭部の脱毛を主訴として来院した症例である．このような症例の場合，しばしば患者は脱毛部全体の植毛を希望する．前頭部全体の植毛を行うと，移植数が多くなり，1 度の手術で移植できる総数に限界があるため，十分な密度や毛量を得ることが難しい．年齢的なことも考慮して M 字部分の植毛を行わず，中央部のみの手術を行うことで少ない移植数で高い効果を得るようにデザインを行っている．Donor が有限であることや加齢による将来の変化を考慮した上でも有用である．

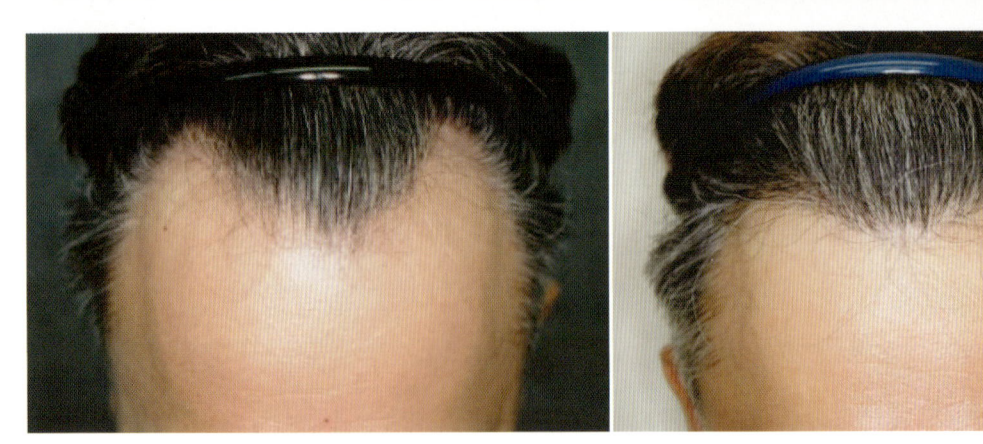

図 2. 症例 2

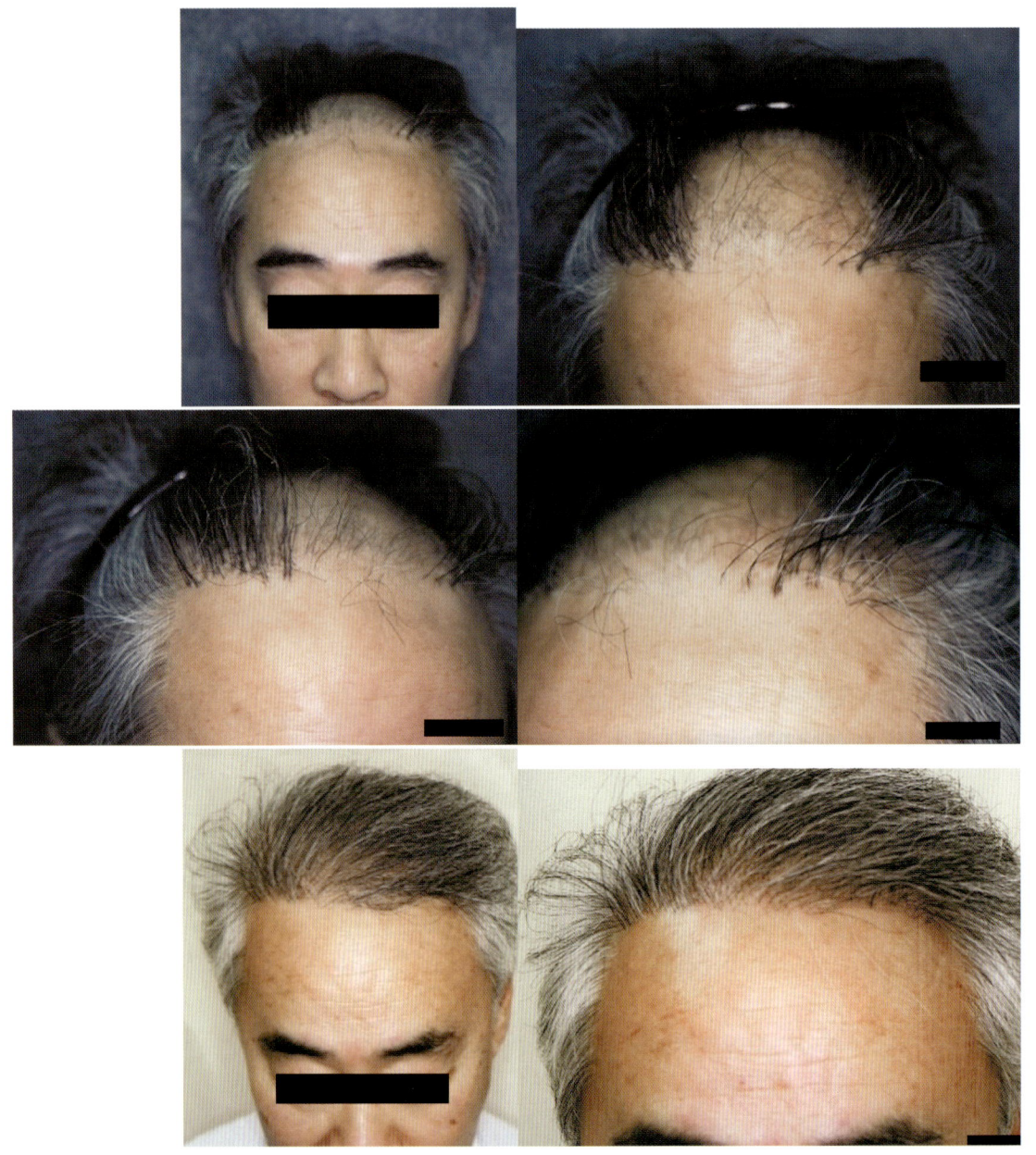

図 3. 症例 3

a
b
c

a｜b｜c　　　　　　　　　　図 4. 症例 4

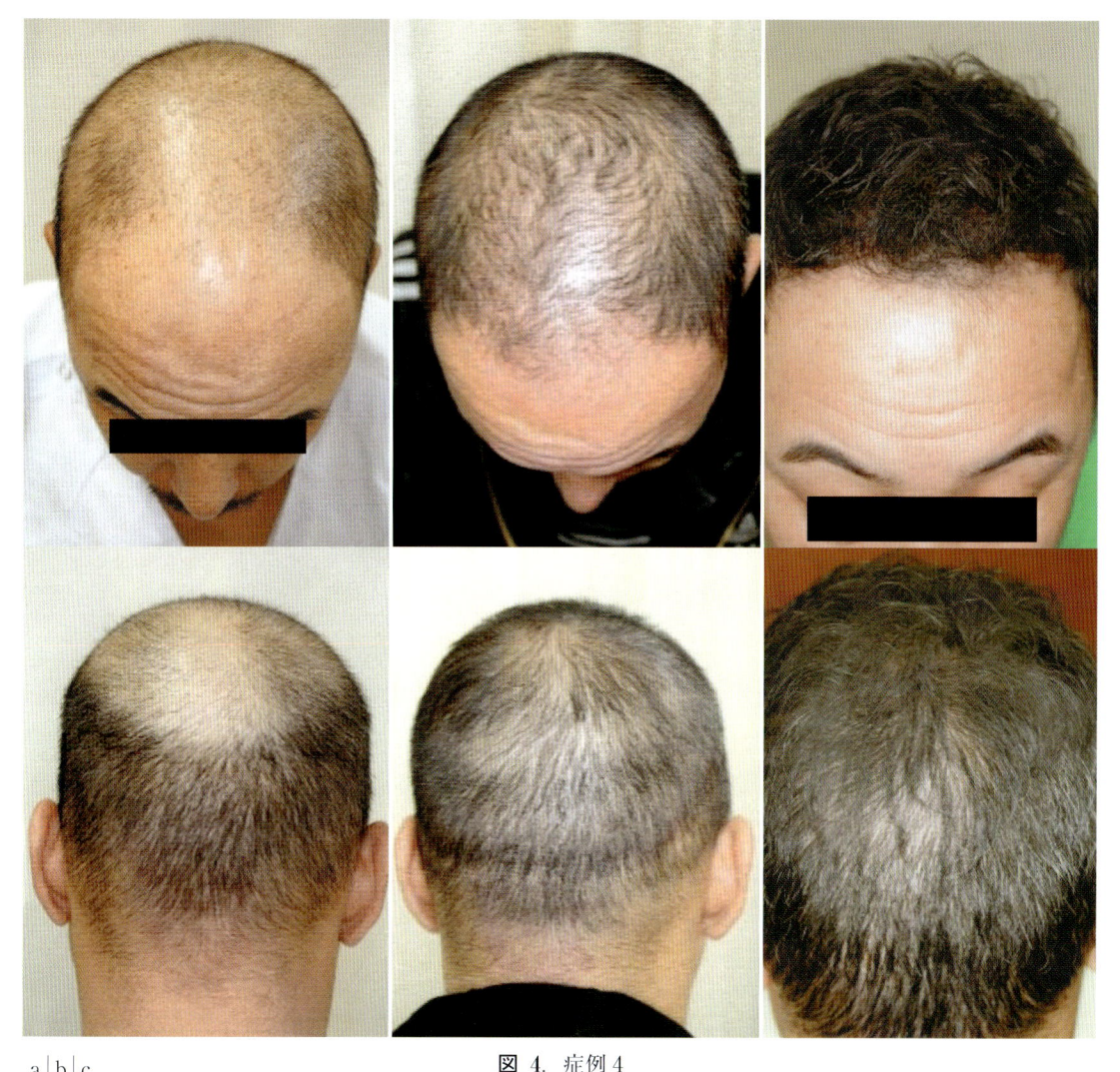

また実際のヘアーラインは単純な直線ではなく，いくつかのピークをもった複雑な曲線である．しかし，患者にこのことを説明しても，患者はピークとピークの間を大きな欠損と考え，このような自然ではあるが複雑なヘアーラインを好まない傾向がある．また小さなピークを多数連続して作る方法では，実際の印象では単純な直線とほとんど変わることがないので，あまり有効な方法とは言えない．患者が単純なヘアーラインを希望した場合には，ヘアーライン付近の毛の密度を部分的に変化させることで，自然な結果を得るという方法がある．具体的には，通常ヘアーラインから数えて 5〜10 列までは single hair を植えるが，部分的にヘアーラインから数えて 1, 2 列 single hair を植え，すぐに bundle hair[3] を植えることによって，その部分の毛の密度を上げ，ヘアーラインの印象を自然に見せる方法である．

　術後写真の正面図を見ても，M 字部分に植毛を行わなくとも年齢や術前のイメージを考慮すると自然な結果を得ている．

症例 2（図 2）

　一見すると M 型の男性型脱毛症のように見えるが，実際には中央部も軟毛化を起こしている．このような場合，患者は来院時に，M 型の部分への植毛を希望することが大半であるが，患者の希望通りに M 型の部分のみに植毛を行うと良い結果を得ることが難しい．むしろ中央部に植毛を行い，M 型の部分への植毛を控えめに行うことに

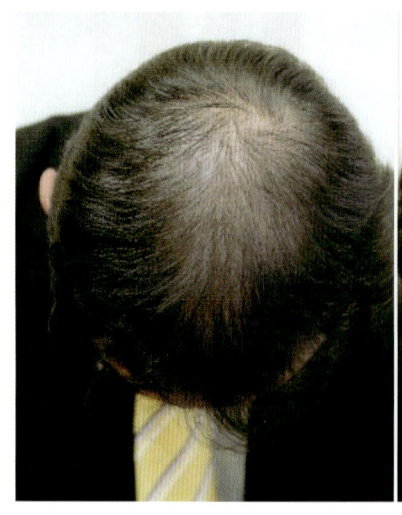

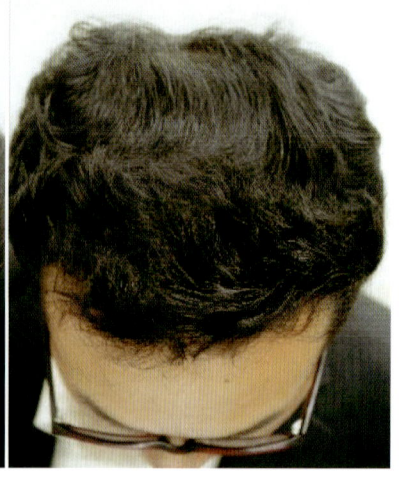

図 5.
症例 5

よって，より自然な結果を得られる．男性の場合 M 型の部分の毛量が中央部より多いことは稀である．症例写真では，前頭部に毛のボリュームが出ているため，髪留めが浮かび上がっている．この前頭部中央の毛量を増やすという考え方が frontal forelock[4]である．

症例 3（図 3）

他院にて約 30 年前に M 型部分の脱毛に対して，punch graft が行われたものであるが，ヘアーラインに対して punch graft が行われたことが不自然さの原因となっているとともに，実際には前頭部から頭頂部にかけて男性型脱毛症が進行し，極めて不自然な髪型になっている．筆者が強調したいのは，punch graft は当時としては最先端の手術であり，その術式による不自然さについては責められるものではないと考えている．むしろ問題となるのは，将来の変化を考慮に入れていないヘアーラインのデザインであると考えている．本症例では，punch graft の間，および中央部へ single & bundle hair を移植する修正手術を行った．

症例 4（図 4）

本症例では前頭部から頭頂部さらには後頭部まで広範な脱毛をきたしている．このような場合 donor が有限であることや 1 度の手術で移植できる移植数に限界があること，また毛渦の中心より後頭部にかけては毛流が下方に向くため，十分な毛量を得ることが難しいこと（これらのことが，植毛術を hair reflaming surgery, 前頭部や側頭部の顔の輪郭を整える手術と言われる所以である）を考慮し前頭部を中心に植毛術を行い，そのほかの部分についてはフィナステリド（プロペシア®）内服による治療を行った[5]．いずれの部位も良好な結果を得ている．また術後 4 年の経過も良好である（図 4-c）．

症例 5（図 5）

頭頂部への植毛は以下の理由からその適応を慎重に選ぶべきである．頭頂部に対する植毛術は，手術結果の比較対象が植毛部の周囲の健常な毛密度を持った有毛部となるので，前頭部の手術に比べ高い満足度を得ることが難しい．したがってこのような場合はまずフィナステリド（プロペシア®）内服による治療を検討するべきである．本症例はフィナステリド（プロペシア®）内服の単独治療で良好な結果を得ることができた．

症例 6，7（図 6，図 7）

いずれもフィナステリド（プロペシア®）内服単独による症例である．経済的理由や時間的な制約から他の美容治療と同様に手術以外の治療法を希望する患者数は増加傾向にある．40 歳以下の症例の場合，内服による治療のみで非常に良い結果を得ることができる場合がある．

まとめ

男性型脱毛症を治療する上で遊離植毛術は非常に有用な方法であるが，一方で遊離植毛術のみで

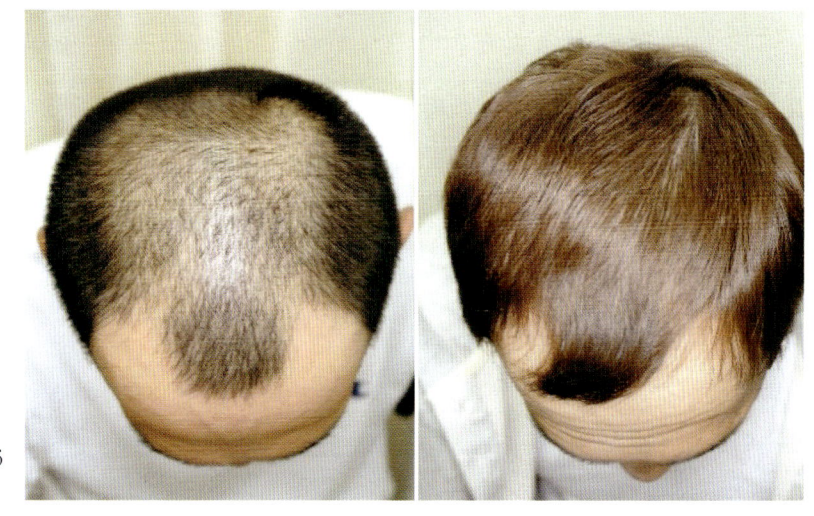

図 6. 症例 6

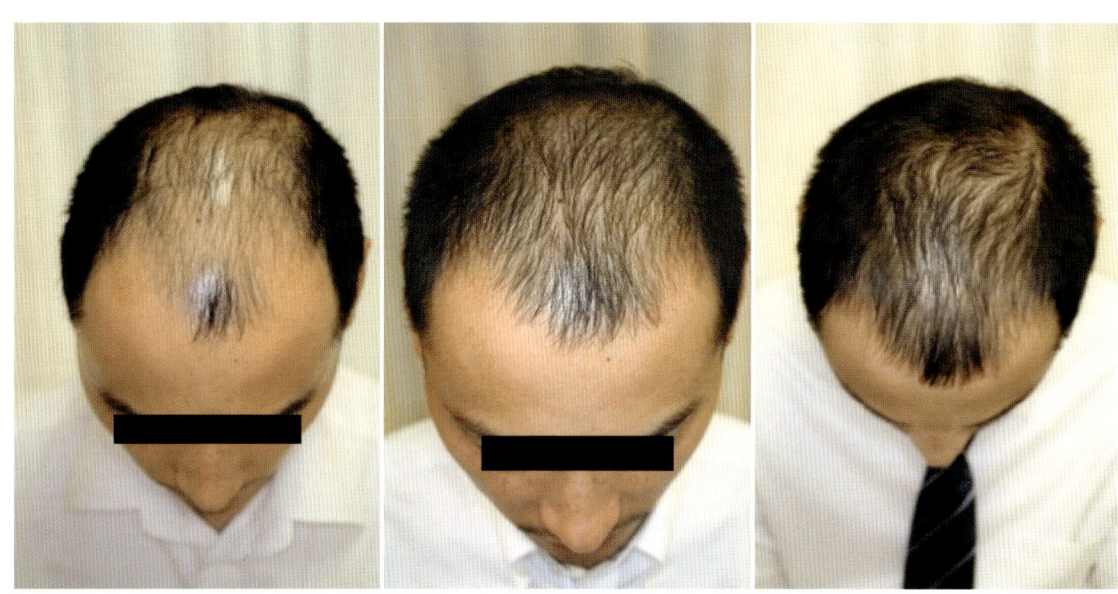

図 7. 症例 7

良好な結果を得ることが難しい症例も存在する．また男性型脱毛症は進行性であること，donor が有限であること，移植された毛髪は長期間，変化しないことを考慮すると，① 長期経過に耐えられるデザイン，② 外科的手術のみでなく保存的な治療（フィナステリド内服）を考慮すること，③ 進行を抑制するための後療法，以上の 3 点が重要である．特にフィナステリド（プロペシア®）の内服は 3 年間の連続投与で男性型脱毛症を抑制する効果の有効率が 97％を超えること，その他，植毛術の術後経過を早めることが出来ることにより，近年，筆者は術後フィナステリド（プロペシア®）の内服を全例に勧めている．

参考文献

1) 奥田庄二：生毛植毛に関する臨床的並びに実験的研究．日皮泌誌．**46**：537-545，1939．
2) Orentreich, N. : Autografts in alopecias and other selected dermatological conditions. Ann N Y Acad Sci. **83**：463-479, 1959.
3) Choi, Y. C. : Single hair transplantation using the Choi hair transplantation. J Dermatol Surg Oncol. **18**(11)：945-948, 1992.
4) Beehner, M. L. : The front forelock. Hair Transplant Formul. **1**(5)：1, 1995.
5) 平山　峻編：毛髪疾患の最新治療．70-76，金原出版，2005．

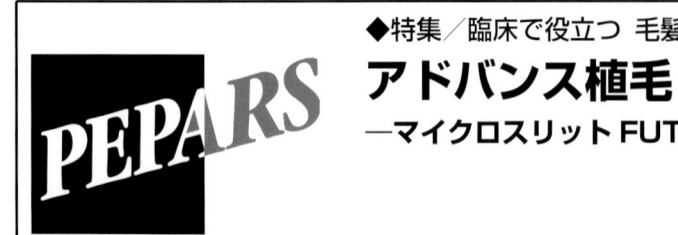

◆特集／臨床で役立つ 毛髪治療 update

アドバンス植毛
―マイクロスリット FUT からロボット FUE まで―

長井正壽*

Key Words：自毛植毛(FUT)，毛包単位くり抜き術(FUE)，ドナーストリップ法(donor stripping)，ロボット植毛(ARTAS®)，切断率(transection rate)

Abstract 自毛植毛とは，主に男性型脱毛症の影響を受けにくい後頭部の髪を移植毛として移植を行うことであるが，過去の植毛においては薄毛部位の髪が増えれば成功と考えられていた．しかし以前施術を受けた症例を見ると移植毛の生え方の不自然さや，ドナー採取跡の瘢痕に関して満足していない場合も少なくなく，実際に画像を撮ると一目瞭然である．
　筆者自身が，Dr. Shapiro による高度な植毛術を受けた結果，自然なヘアースタイルを手に入れた経験がある．これを踏まえ，ただ移植を行う hair transplantation ではなく，hair restoration(ヘアースタイル改善)を目的とした「長井式アドバンス植毛術」を開発した．その中でマイクロスリット FUT 法に加え，くり抜きドナー採取法である FUE と ARTAS® ロボットを使用した FUE に関して実際の工程を踏まえ，メリット，デメリットの比較を行いながら説明した．植毛は漫然と行うのではなく，高度な知識と技術を持って初めて患者を満足させ得る結果を得ることができるということを知っていただきたい．

はじめに

我が国において自毛植毛は長い間，移植毛を薄毛部に移動させることと考えられていた．しかし，整容的に満足の得られる自然な髪型のためには，診断，治療，全ての工程において高度な知識と技術が必要である．そのため筆者らは hair restoration を目的とした「長井式アドバンス植毛術」を構築した．最初に植毛手術特有の煩雑な用語について若干の説明を行い，実際の植毛術の解説を行う．
　加えて FUE 法の実際を ARTAS® ロボットを含めて，メリット，デメリットについて説明を加える．

用語解説

1) FU：follicular unit(毛包単位)．毛穴ごとに生えている毛のこと．

2) FUT：follicular unit transplantation．毛包単位(毛穴)ごとに移植を行うことで一般的な植毛を指す．

3) FUE：follicular unit extraction 毛包単位くり抜き式ドナー採取法のこと．

4) ドナー毛：移植毛と同義語で androgenetic alopecia(AGA)の影響を受けにくい後頭部から採取する．

5) 採取率：移植毛採取率と移植株採取率があり両者は異なる．

6) ARTAS® (Restoration Robotics 社, San Jose, CA)：世界初の植毛手術用ロボットである．しかし現段階ではドナー採取のみを行い，ARTAS 植毛を robotic FUE とも言う．

7) FUE 用ニードル：パンチと同義語で機器により名称が異なる．

実際の手技

1. 診　断

まず AGA や外傷性脱毛など，手術適応がある

---

* Masahisa NAGAI，〒810-0041　福岡市中央区大名 2-1-35 トライエント山崎ビル 8 階　ルネッサンスクリニック福岡院，院長／ルネッサンスクリニック毛髪部門長

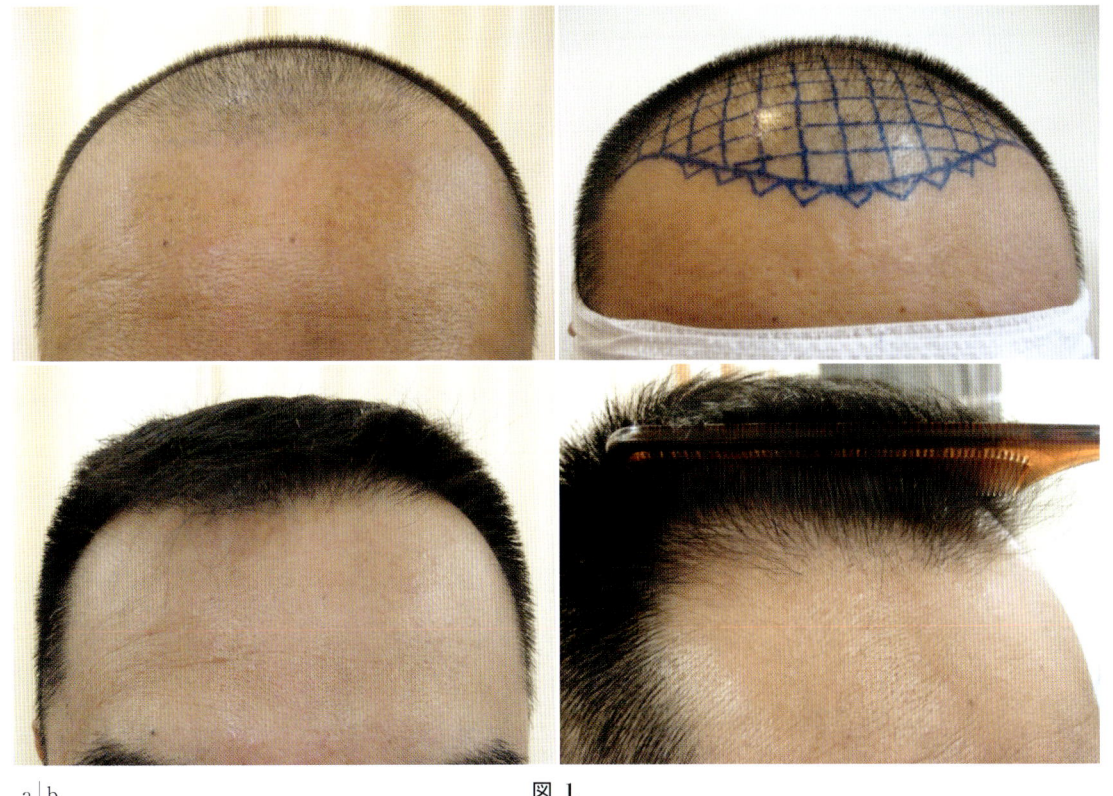

図 1.
a：術前　　b：デザイン　　c：12か月後　　d：ヘアーライン拡大

脱毛症か否か必ず診断をつける．もし AGA であればジヒドロテストステロン（DHT）を抑えるための内服などを開始して，最低6か月以上の経過を見ることが望ましい[1]．

2．デザイン

その後ヘアーライン（生え際）中央，M 字部位など改善が見られない場合は，患者に移植希望部位を尋ね，実際にフリーハンドで自分自身の頭にデザインを書いてもらう．

ここで両眉頭を結ぶ水平線から 7 cm 以上を生え際の目安とし，もし男性であればヘアーライン両端とこめかみからの延長線に切れ込みがあるいわゆる M 字のラインは残すようにする（図1）．特に正面から見てフラットなヘアーラインは，横から観察すると正中から側頭部にかけてなだらかに下がる，一般的には見られない生え際となる．また M 字をなくして丸くなだらかに側頭部に流れるようなヘアーラインは，フェミニンヘアーラインと呼ばれ女性や性同一性障害の方に限定される[2]．

3．移植株数の決定

次に移植部位の面積を算出し，最も効率がよく皮膚のダメージも少なく，生着率も高い 1 cm^2 あたり 30 毛穴（FU）の密度で植えるように計算する．

特にヘアーラインにおいては，底辺 1.0～2.0 cm，高さ 0.5～1.0 cm の三角形のマス目をおおよそ 8～12 個ほど追加する．ここには 40～60 FU/cm^2 の高密度で植える予定とする．その際の移植部位に 1 cm^2 のマス目をデザインしておくと，常に安定して均等な密度で植えることが可能になる．

4．ドナー毛採取

AGA の影響を受けにくい後頭部で，左右耳介上 2 cm から下方の safety area より必要な数のドナー毛を採取する．

ドナー部皮膚を帯状に採取する方法をストリップハーベスティング法と呼び，これが主流である．ストリップ法のデメリットとして，縫合部に線状の瘢痕が残ることと，採取株数が安定しないことがある．

筆者はこれを防ぐため，「長井式 2 step-inci-

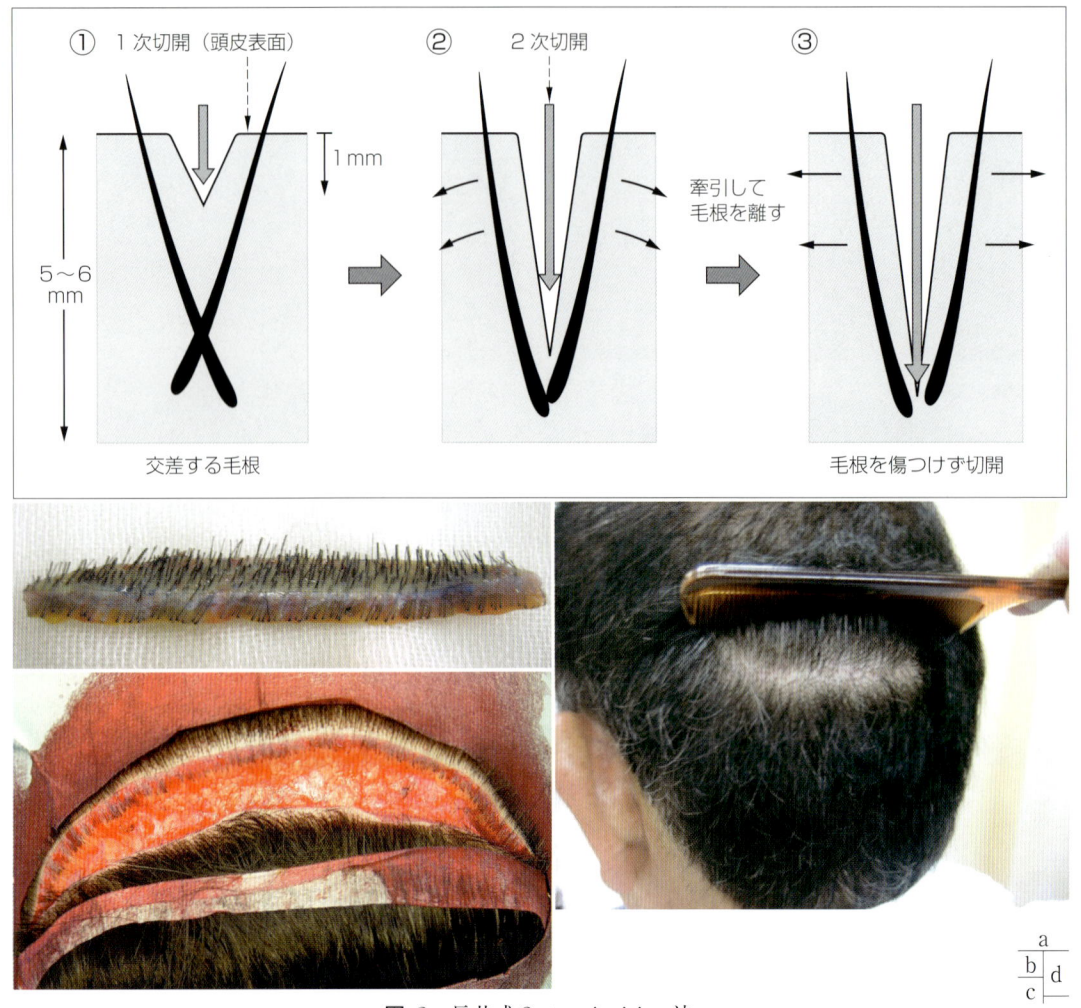

図 2. 長井式 2 step-incision 法
a：① 左から 1 次切開を 1 mm 以下の深さで行う．② 2 次切開を進めながら，両側皮膚を外側に引っ張るとクロスしていた毛根が離れ始める．③ 毛根を切断することなく，切開が可能となる．
b：ドナー片
c：頭皮側
d：術後

sion 法」を考案した．まずデザインラインに沿い 1 mm 以下の切開を行う．次にドナーデザイン外側端から鑷子でドナー部と頭皮を引き離しつつ，直視下に毛根を確認しながら切開を進めていく．この手技で毛根採取率は最低となった．次に「長井式 2 step-suture」を加えるが，まず 3-0 PDSⅡ吸収糸で帽状腱膜を寄せて創縁の緊張を最小限とし，次に変形マットレス法で皮膚縫合を行う．これにより瘢痕の幅は平均 2 mm 以内に抑えられる[3]（図 2）．

5．新しい毛穴＝ラインスリット作成

我々は「長井式マイクロスリット法」で毛穴作成を行う．マイクロブレードを使用し，従来の円（筒）状ではなく微細な線状の毛穴を作成するために，マイクロスリット法と呼称した．

円（筒）状の毛穴作成には，皮膚挫滅と血流低下に伴う生着率低下，および毛穴作成に伴う表皮面の凸凹の可能性，移植毛密度の限界があるからである（図 3-a）．

また東洋人における株のサイズは，大まかに 1 本毛 0.7～0.8 mm，2 本毛 0.85～0.9 mm，3 本毛 1.0～1.1 mm である（図 3-b）．毛穴（スリット）を作成する際には，守るべき点がいくつかある．

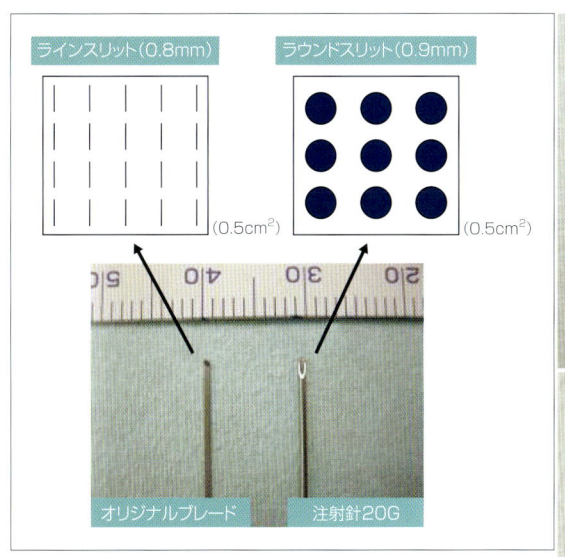

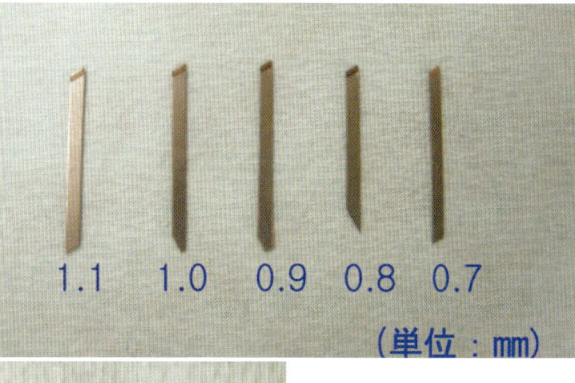

図 3.
a：ラインスリットとラウンドスリットの比較
b：0.1 mm 刻みのマイクロブレード
c：マイクロブレード(0.9 mm)と2本毛のサイズと長さの比較

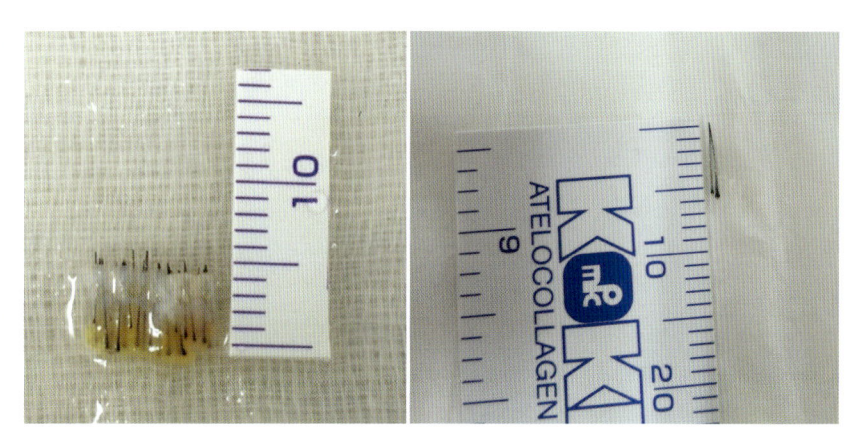

図 4.
a：ドナーブロックで深さを計測
b：移植毛で深さを計測

A．毛　流

毛流(hair flow)は既存の毛の流れを忠実に再現しなければならない．時に元来の毛流を変更したいというリクエストを受ける場合があるが，新しく独自の毛流を作ってしまうと既存毛と移植毛が絡まり合い，不自然な外見になってしまう可能性が高い．

B．スリットの深さ

採取した移植毛を観察し，毛根底部から表皮までの長さが比較的長いと思われるものの長さを計測して決定している．欧米人は4～5 mm，アジア人は5～6 mmが適当と思われる(図4)．

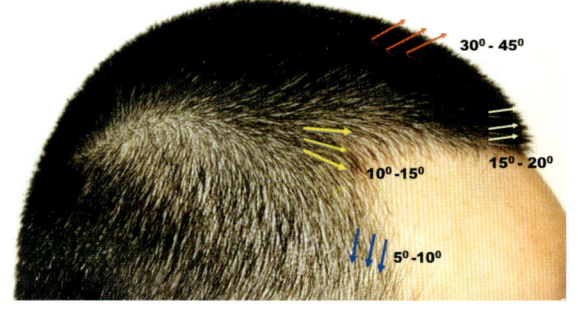

図 5．一般的な皮毛角

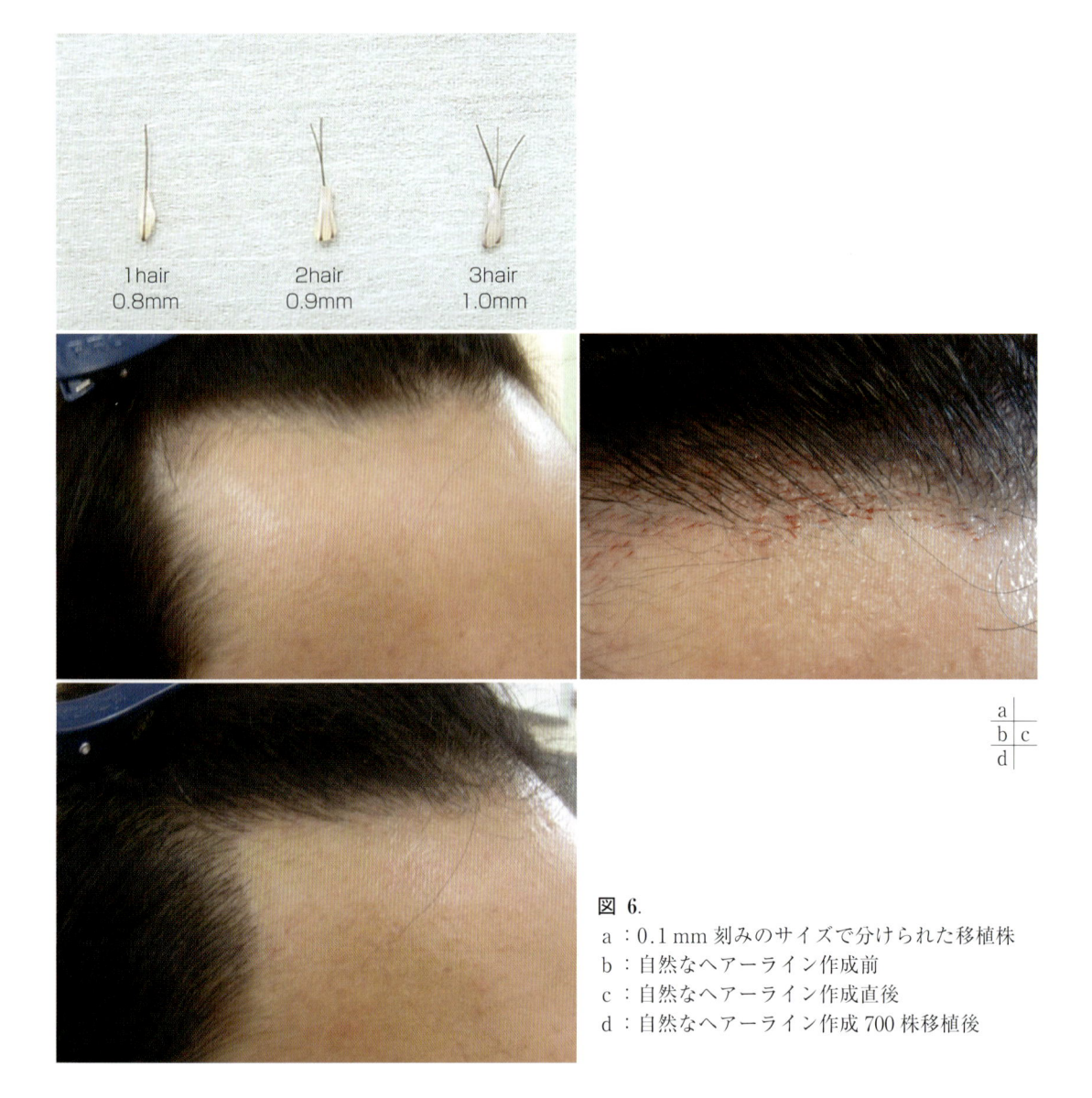

図 6.
a：0.1 mm 刻みのサイズで分けられた移植株
b：自然なヘアーライン作成前
c：自然なヘアーライン作成直後
d：自然なヘアーライン作成 700 株移植後

C．皮毛角(hair angle)

皮毛角も毛流と同様，非常に重要な要素である．

筆者は今までに既存の手術の修正手術を多数経験しているが，患者が満足していない植毛術の大部分が，不自然に立ちすぎた移植毛の角度に伴うものであることはあまり理解されていない．基本的にヘアーライン正中から M 字にかけては，45°程度で既存の毛と同じ角度でなければならない（図5）．

一方 90°前後の立ちすぎた移植毛は，毛の伸長と共にその長さが長くなった際も，常にオールバックの向きにしかヘアースタイリングを行えないため，患者にとっては非常にストレスである．

このような毛穴を作成してしまう理由としては，術中の患者の姿勢は仰臥位であり，術者は患者の頭側に位置し毛穴を作成する．その際に既存毛を生え際から頭頂部に向けて押さえつけるようにして，移植部位頭皮の視野確保を試みる．この時実際の既存毛の角度を認識できなくなり，更に頭部の形はラウンドしているためにその角度を見誤って作成してしまう．

これに伴う問題は，複数回の植毛手術を行う際に明確になる．すなわち，以前に不適切な向きや角度で行われた移植毛の間に，密度を上げる手術を追加する場合がある．その際にもし既存毛の角度に合わせて行うと，以前の移植毛の毛根切断の

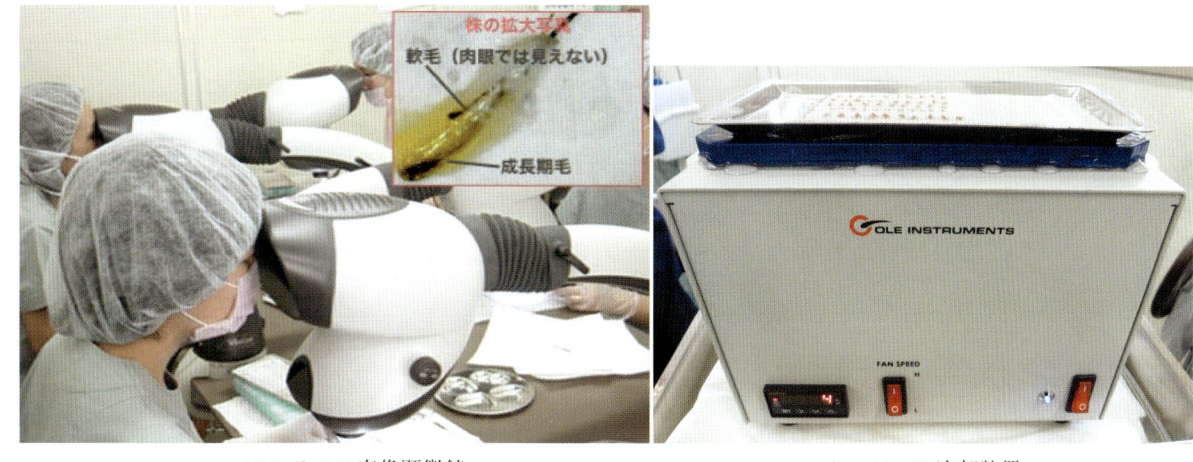

a．マンティス実像顕微鏡　　　　　　　　　　b．コール冷却装置

図 7.

可能性が高くなり，その移植された毛に合わせると不適切な移植を重ねることになってしまう．

筆者は1つの解決策として，既存毛と以前に移植された毛との，中間の角度で毛穴を作成している．しかしその際は必ず患者にその由を説明して理解を得るようにしている[4]．

D．毛穴の大きさ(移植毛サイズ)の選択

採取した移植毛において，1本毛，2本毛，3本毛の大きさを計測し，作成済みの0.1 mm刻みのマイクロブレードの大きさと比較してみる．この工程でそれぞれ適切な大きさが決まる(図6-a)．

一般的には健常者における生え際の毛はほぼ1本毛であり，それは生え際前列より5〜10 mm程度の高さまで存在する．その後列には2本毛，3本毛がランダムに続く．このため最前列から3〜5列目までは1本毛用のマイクロブレード0.75 mmや0.8 mmを使用して作成する(図6-b〜d)．

更に自然なヘアーラインを目指す場合は，三角形のジグザグラインをデザインに加え，この中に15〜20個の1本毛用の毛穴を作成する．

筆者はより自然な生え方にこだわり，右側は右手で，左側は左手でスリットメイキングを行っている．

6．株分け

株分けを行う場合，一般的にはそれぞれの毛包単位(FUT)を1本毛，2本毛，3本毛に分けることを，cut to number of hair と言う[5]．しかし毛の太さは個人個人で差があるため，同じ1本毛でも，その径(大きさ)も均一ではない．これでは，スリットのサイズに一致した移植は不可能であり，スリットを大きめに開けることになる．結果として出血を伴いカサブタができる．また移植毛への栄養の供給も乏しくなるため，術後の一時脱毛と，定着率低下のリスクが上がると思われる．

我々はこれらを避けるために0.1 mm刻みのスリットを作成し，これに合わせ1本毛は0.8 mm，2本毛は0.9 mm，3本毛は1.0 mmと大きさごとに分けている．これを cut to size と言う．

結果として術後のカサブタの大幅軽減，定着率の安定化が図れる．

このために使用している機材としてマンティス実像顕微鏡がある(図7-a)．これは対象物を1 cm^{3}程度まで立体的にみることが可能で，また人間工学に基づいた姿勢で作業を行える．精密な単純作業を長時間継続して行うことで，疲労や目の疲れから正確性が保てなくなりがちだが，マンティスの見やすい視野と良好な姿勢のおかげで作業効率が大変向上した．

また，保存液は従来から4℃に冷却した生理食塩水が推奨されているが，4℃という一定の温度に保つことは困難で，冷やし過ぎによる悪影響が問題とされている．筆者は，専用のコール冷却装置を使用している(図7-b)．

7．移植毛の植込み(プレーシング)

欧米ではプレーシングと呼ぶ．この工程で最も重要なことは，移植株のクラッシュを避けること

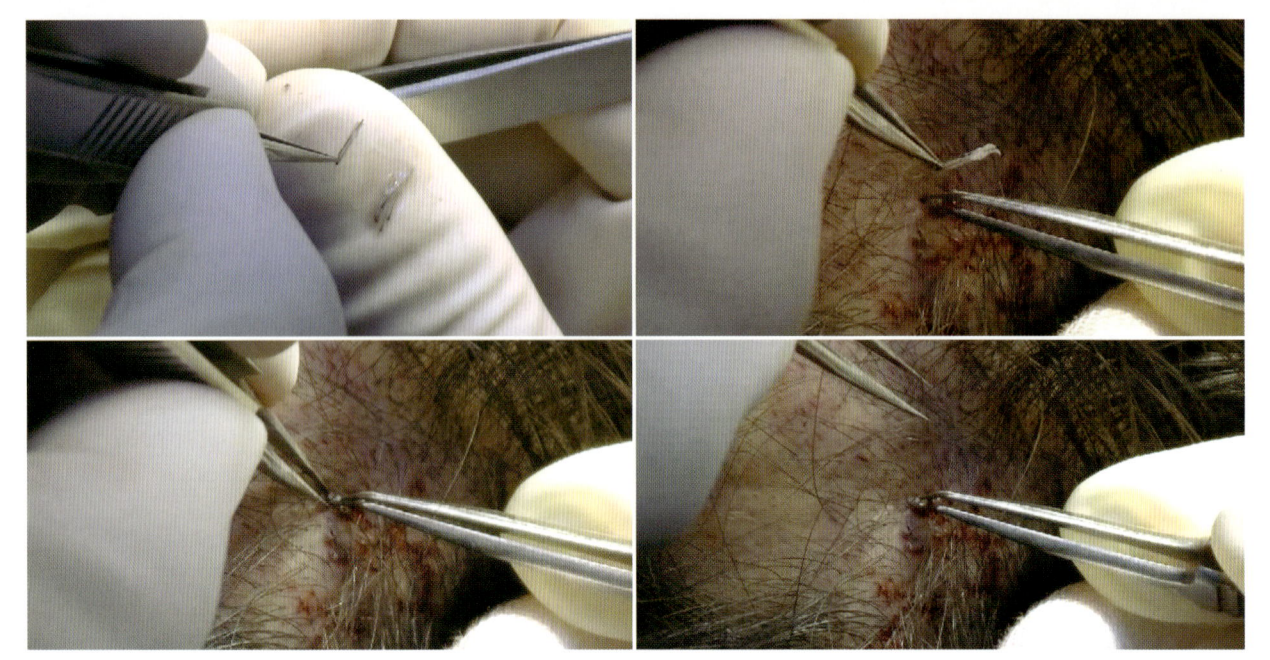

図 8.
a：直鑷子で把持　　b：曲がり鑷子でスリット開放
c：株挿入　　　　　d：曲がり鑷子で株を把持

a	b
c	d

である．具体的には ① 毛根をつぶさない，② 折らない，③ 乾燥させないことである．

①，② を避けるためには毛根周囲の組織を愛護的に把持する．

新しい毛穴(スリット)は微細であるために，同部に無理矢理挿入を試みると毛根周囲が折れてしまう．これを確実に行うために 2 本のマイクロ鑷子を両手に持ち，まず利き腕でない方でスリットを優しく開き，ここに利き腕で把持した毛根を挿入する．この操作は熟練を要する(図 8-a～d)．

③ 手術中は無影灯をはじめ様々な機器の熱により，移植株は常に乾燥の危険がある．5 分程度でも，指や患者の頭部に置いておくだけで容易に乾燥する．乾燥した移植毛は植えても生着が望めないためこれを防ぐことが必要である[6]．そのため，我々は熱の出にくい LED ライトを使用している．

FUE 法

1．FUE とは

毛穴単位で毛髪をくり抜く方法で，線状の傷を望まない患者の希望から生まれた．実際は皮膚から出ている毛の角度から皮下の毛根の角度を推測し，パンチでくり抜き，それを鑷子で引き抜く．

2．ドナーストリップ法と比べた FUE 自体のメリット，デメリット

大きなメリット：ドナーストリップ法のように長い線状の切開痕が残らないことである．また，体毛を移植株として使用する場合は FUE 法しか適応がない．

不正確な植毛の修正として，移植された毛を移植部位からくり抜き，再度植え直すことができる．複数回の FUT 施術や瘢痕などでドナー採取部位を帯状に採取できない場合も選択肢になり得る．

デメリット：実際の毛の生えている角度と，皮下の毛根の角度は時に一致しない(図 9-a, b)．

盲目的な手技であるために，症例の状態と採取する移植株数に毛根採取率が左右される．

特に筆者の考案した「長井式 2 step-incision 法」による毛根切断率 1% 以下には劣る．

採取率に影響を与える要素は，① 皮毛角，② 皮膚の固さ，③ 頭皮の形，④ 毛の固さ(太さ)，⑤ 毛穴密度，⑥ 毛流である．

① 皮毛角が鋭角であればあるほど皮膚に対し

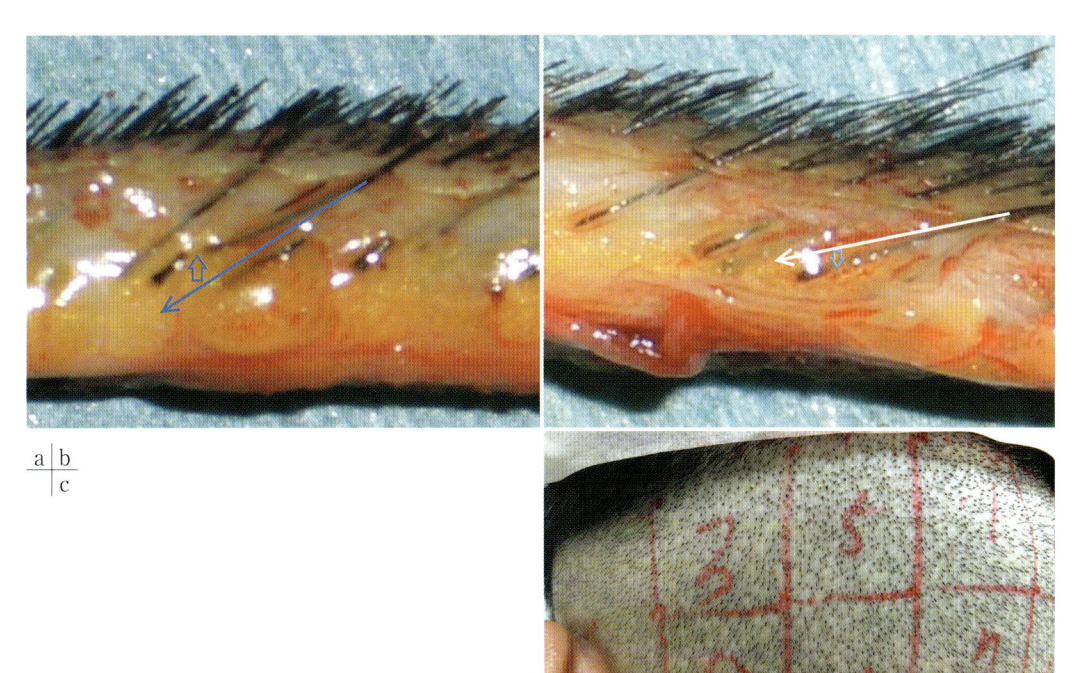

図 9.
a：皮下の毛の角度，上向き
b：皮下の毛の角度，下向き
c：シースルー（透けて見える外観）

てパンチの角度も寝てしまうため，正確なコアリングが難しくなる．

②皮膚が固ければ，やわらかい場合と比べて回転速度を上げる必要があり，このことで毛根を切断する頻度が上がる．

③頭皮の形が平坦でなければ，皮毛角を正確に推測することが困難になり，また正確にくり抜くことも難しくなる．

④毛が周囲組織より優位に固ければ，多少の誤差であればパンチで切断されにくい．

⑤毛穴密度が低い場合に過度のくり抜き採取を行うと，術後に採取部頭皮が透けて見える危険性がある（see through appearance：シースルー外観）（図9-c）．一般的にはくり抜く毛穴の数が，既存の毛穴密度の25％以下であればその可能性は低いと言われているが，低い密度の患者から数多くの毛穴を採取しようとすると側頭部からも採取が必要となり，採取率が極端に落ちる場合がある．

⑥毛流が整っていない場合は，皮毛角が頻繁に変化するため困難となる．

しかしそれ以上に大きな問題は，FUEを行っている施設の中では，実際の毛根切断の有無を確認することなく施術を行っている場合があることである．これがFUEはcommercial methodと呼ばれる所以であり，厳に正すべきである．

3．使用機材

①生検用のパンチ（図10-a），②モーターがついたパンチ（図10-b, c），③ロボットアームにモーター付きパンチがついたARTAS®（図10-d）などがある．

4．実際のくり抜き方法

A．先端がシャープなパンチでくり抜く方法，B．先端が比較的ダルなパンチでくり抜く方法，C．表皮を①のパンチで，その先の真皮以下を②のパンチでくり抜く2段階くり抜き法があり，それぞれ手で行う方法とモーター付きで行う方法がある．

＜それぞれのメリット，デメリット＞

Aは切れ味がいいが毛根切断を起こしやすい．

Bは頭皮（表皮）が硬いとくり抜きにくく，時に無駄な力が頭皮にかかり，毛根切断率が上がる場合がある．

Cは表皮の最も固い部位に0.6mm程度切れ

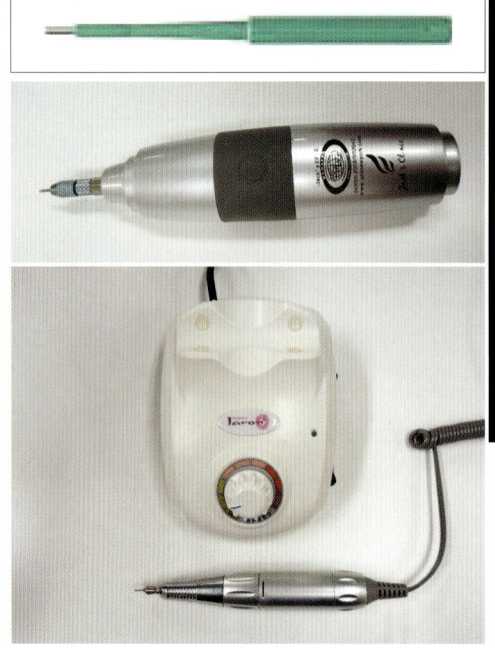

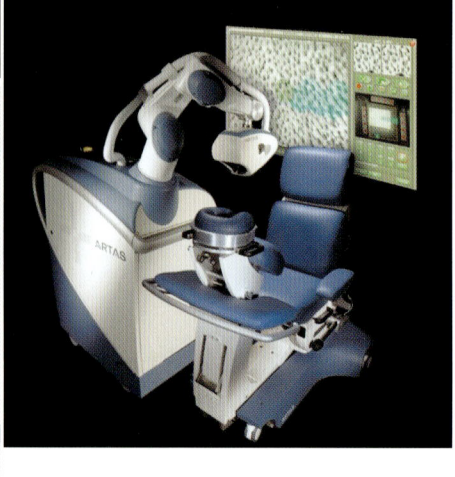

図 10.
a：マニュアルパンチ
b, c：モーター付きパンチ
d：ARTAS®植毛ロボット

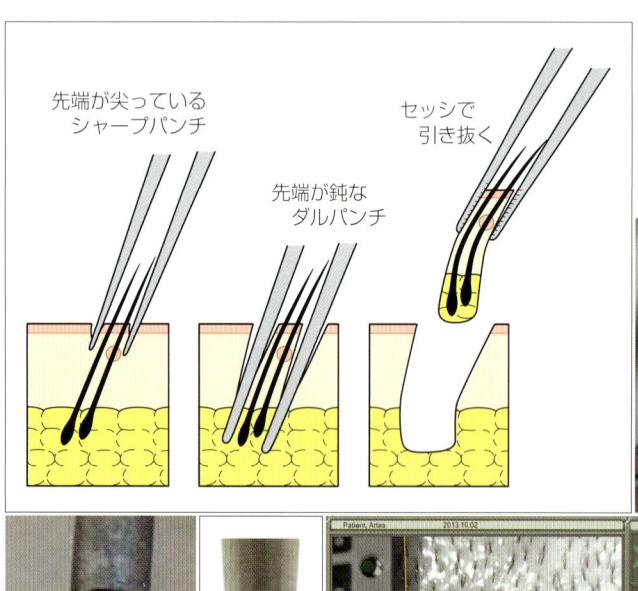

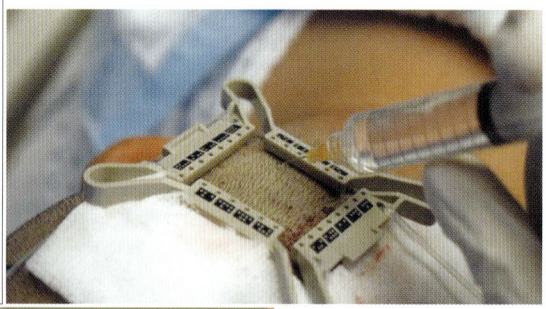

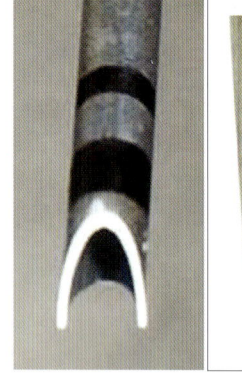

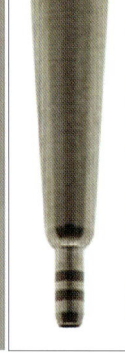

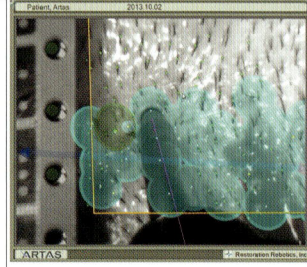

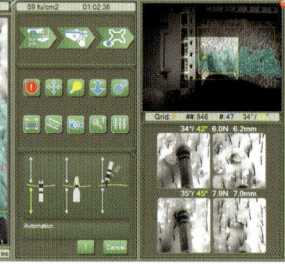

図 11.
a：2段階くり抜き法
b：スキンテンショナー
c：シャープニードル
d：ダルニードル
e：モニタースクリーン

込み(パンチング)を行い，その下の比較的やわらかい部位は，ダルなパンチを進めてくり抜き(コアリング)を行う．2 工程のため時間がかかるが，パンチングを正確に行うことで，無駄な毛根切断を避けることができる．ARTAS®ロボットの場合は時間的なロスはなく，正確さも高まる(図 11-a)．

5．適　応

適応は，
- 線状の傷を望まない
- ショートヘアーにしたい
- 以前の手術で受け入れがたい瘢痕がある
- ドナーストリッピングに適さない頭皮の固さ
- 術後少しでも早く回復したい運動選手など
- 痛みを極端に嫌がる
- 非常に太い髪の毛の持ち主で，耳より上やうなじ周囲の細い毛を採取して美的効果を得たい
- 体毛から移植株を採取する
- 古い大きな移植株(2, 3 毛穴ずつ)を採取して植え直すなどである[7]．

6．ARTAS®

Robotic FUE とは FUE 補助ロボットのことである．

メリット：ロボットを使用して行うことで，一般的な FUE と比較して短時間でドナー採取ができる．術者の養成に長い期間を要さない．術者の疲労が軽減される．

デメリット：ロボットだが全て自動で施術を行えるわけではない．ドナーストリッピング法も含め FUT の手技はもちろんのこと，ロボット操作にもある程度の習熟を要する．症例によっては毛包切断率が高い．機器購入などの初期投資が高く，メンテナンスも含め高額である(使用するだけで一定の金額が加算されるシステム)．

7．ARTAS®法の実際

- 局所麻酔の後，頭皮を平坦にするためのテンショナーを設置する(図 11-b)．これで皮下の毛包の向きを可能な限り一定に保つ．
- ARTAS®は，テンショナーの位置マークを基準とし，グリッド内の毛の数，角度，向き，密度を読み取る．
- 次に，シャープ(鋭)パンチ(図 11-c)とダル(鈍)パンチ(図 11-d)による 2 段階くり抜き法を行う．
- 術者はくり抜いた移植株を 2 本の鑷子で引き抜き，毛根が温存されていることを確認後，自動でくり抜きを順次行う．
- 稼働の最中は常にモニターをチェックし，必要であればパンチの深さ，角度などのパラメーターの微調整を行う(図 11-e)．

まとめ

最先端の植毛術に関して，FUT からロボット FUE までの実際を述べた．外科的脱毛症治療においては，適切な診断と患者満足度が全てに優先されるということを常に考え，治療にあたるよう心掛けたい．

参考文献

1) 坪井良治：男性型脱毛症診療ガイドライン(2010 年版)．日皮会誌．**120**：977-986，2010．
   Summary　AGA 治療に不可欠なガイドライン．
2) Ronald, S.：When to use follicular units. Hair transplantation 4th ed., Unger, W. P., et al., ed., 451-464, Marcel Dekker, New York, 2004.
   Summary　毛髪移植における移植部デザイン決定のためのバイブル．
3) Nagai, M.：Donor harvesting with Doppler guidance and in situ dissection. Hair transplantation 5th ed., Unger, W. P., et al., ed., 300-305, Marcel Dekker, New York, 2010.
   Summary　帯状ドナー採取における最も精密な手法の説明．
4) Robin, A.：Matching the angle and direction. Hair transplantation 5th ed., Unger, W. P., et al., ed., 162-163, Marcel Dekker, New York, 2010.
5) Walter, P.：Basic Principles and organization. Hair transplantation 4th ed., Unger, W. P., et al., ed., 81-85, Marcel Dekker, New York, 2004.
   Summary　株分けの際の毛包単位の詳しい分類．
6) 倉田荘太郎：植毛術の方法と適応．脱毛症治療の新戦略．皮膚科臨床アセット　6．136-143，中山書店，2011．
7) Harris, A.：Conventional FUE. Hair transplantation 5th ed., Unger, W. P., et al., ed., 291-296, Marcel Dekker, New York, 2010.
   Summary　FUE 一般に関してわかりやすく説明あり．

書評

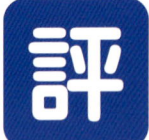

実践アトラス 美容外科注入治療

神田美容外科形成外科医院　征矢野進一/著

渡辺晋一（帝京大学皮膚科学講座教授）

　征矢野先生と私は大学時代の同級生で，私は皮膚科へ，征矢野先生はその頃誕生して間もない形成外科へ進まれた．征矢野先生は学生の頃から研究者よりは臨床医を目指していたが，東大のような所は，臨床医よりは研究者を育てることが大学の使命だと思っているような風潮があり，征矢野先生のような考えは，大学ではあまり受け入れられなかったようである．実際動物実験や試験管内実験は得意だが，ヒトの手術ができない人が臨床の教授になることも珍しくはない．いずれにせよ患者の治療よりも，患者を材料とした研究を優先する風潮は今でも大学病院では根強く残っていて，そのような状況にある大学病院で，征矢野先生は臨床医を目指すという信念のもと，形成外科学教室で様々な治療手技を学び，取得した．

　ただし当時の医師は，博士号を取得するのが当たり前であったため，征矢野先生もご多聞にもれず東大で博士号を取得した．昨今の博士号は医学博士であっても，内容は基礎研究のことが多いが，征矢野先生が博士号のテーマとして選んだのは，アルゴンレーザーの副作用といった臨床研究であった．当時はアルゴンレーザーが血管腫治療に使用されていたが，アルゴンレーザー治療でケロイドになっている症例がたくさんいた．そのためレーザー治療はしない方がよいのではないかと思っていたところ，レーザー治療をしていた一部の先生からの非難をものともせず，征矢野先生は血管腫にアルゴンレーザー治療を行うべきではないという結論の博士論文を作成した．そのころ米国ハーバード大学で selective photothermolysis という新しいレーザー治療を研究していた私は，征矢野先生の博士論文にエールを送ったものである．

　本書「実践アトラス 美容外科注入治療」には，征矢野先生が日本で最初に行ったコラーゲンの注入療法から現在に至るまで，様々な材料を用いての注入療法をすべて記載されている．しかも長年の経験を生かして，注入する材料や注入する部位による治療効果の違いやそのコツ，治療目的による注入療法の使い分けなどが微に入り細に入り記載されている．勿論ボツリヌストキシン注射療法やスレッドリフト（糸を用いて顔面のたるみなどを治療する方法）など，治療効果があるしわ治療のすべてが記載されている．さらにボツリヌストキシンを使用した多汗症や筋肉縮小などの治療も述べられていて，至れり尽くせりである．そして何より読者にとって役立つことは，注入療法によるトラブルや，その結果と対処法をこと細かく記載してあることである．

　実は私は10年以上前からJICAの依頼により，タイのバンコクにある国立の皮膚科研究所で，タイをはじめとする東〜南アジア，中近東の医師にレーザー医学と美容皮膚科の講義をしている．そこでは征矢野先生からお借りしたスライドを使用して，注入療法の講義をしているので，征矢野先生の注入療法は，私を通じてアジア諸国にも発信されている．この場を借りて征矢野先生に感謝を申し上げる．

　本書は現在注入療法を行っている医師だけでなく，これから注入療法を行おうとしている医師，さらに美容皮膚科・形成外科に興味がある医師の座右の書として，必要欠くべからざる本である．しかも文章だけでなく，実際の写真も治療の経過がわかるように継時的に多数載せられているので，非常にわかりやすく，読みやすい．本書は皮膚科・形成外科をはじめとする多くの医師に必読の書として推薦したい一冊である．

「実践アトラス 美容外科注入治療」
神田美容外科形成外科医院　征矢野進一/著
A4変形判　138頁　定価7,500円＋税
ISBN：978-4-86519-203-2　C3047

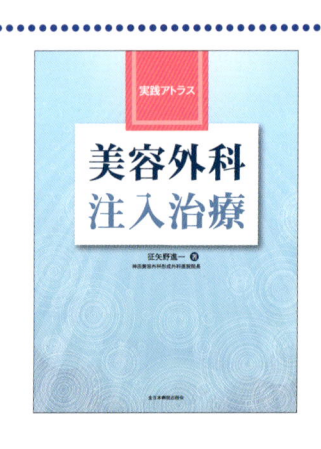

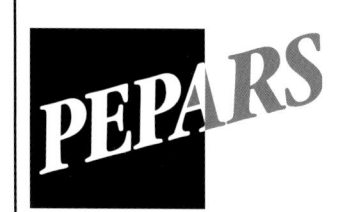

◆特集/臨床で役立つ 毛髪治療 update

続発性瘢痕性脱毛症に対する高密度の自毛植毛治療

柳生　邦良*

Key Words：瘢痕性脱毛症(cicatricial alopecia)，脱毛(alopecia)，瘢痕(scar)，自毛植毛(hair transplantation)，高密度植毛(high density implantation)，毛包単位植毛(follicular unit transplantation)

Abstract　続発性瘢痕性脱毛症の治療では，自毛植毛が有効な治療法である．従来，瘢痕組織への自毛植毛では，移植毛がまばらにしか生えない場合が多く，血流の乏しい瘢痕組織では移植毛の定着率が低下すると考えられて，低密度での移植が推奨されてきた．しかし，低密度の植毛では，患者は植毛結果に満足することが少なく，同じ部位に複数回の植毛を繰り返す必要があった．もし発毛率の低さの原因が血流の低下ではなく，瘢痕組織での移植株の脱落が主な原因なら，技術の改良で株の脱落を防ぐことができれば，瘢痕組織でも，高密度の植毛が可能になるはずである．筆者は，移植手技を工夫して症例を重ね，瘢痕組織でも移植株の脱落を防いで，高密度の植毛後に良好な発毛結果と満足できる頭髪の密度を得られるようになった．この論文では，続発性瘢痕性脱毛症に対する高密度の自毛植毛治療で，良好な結果を得るための手技的工夫を解説した．

はじめに

　外傷や手術，皮膚の感染症や炎症性疾患などでは，皮膚の病変が治った後に後遺症として脱毛領域が残ることが多い．このような続発性瘢痕性脱毛症に対して，最も効果的な治療法は自毛植毛である．

　瘢痕組織に植毛しても，頭髪は生える．しかし通常の方法で植毛すると，移植後に髪がわずかしか生えない場合が多い．その理由として，瘢痕組織では血流が乏しいので，定着率が低下し，植毛しても髪が生えにくいと言われてきた．そして，瘢痕組織への自毛植毛では，低密度の植毛が従来勧められてきた[1]．しかし，低密度の自毛植毛では移植結果に対する満足度が低く，同じ範囲に複数回の植毛を繰り返さないと満足できる頭髪密度が得られない．もし高密度の移植が可能になれば，少ない回数の治療でも植毛結果への満足度が向上する．

　本当に瘢痕組織では発毛率が低下するのだろうか？　低密度の植毛で頭髪が生えるなら，高密度の植毛でも髪が生えるはずである．従来，定着率が低いと言われてきたのは，実は，瘢痕組織では移植後に株が抜けて脱落しやすいことが原因ではなかろうか？　それならば，株が脱落しにくい移植法を工夫すれば，瘢痕組織でも良好な定着率で髪が生えるのではないだろうか？

　瘢痕組織では，レシピエント領域の頭皮は瘢痕組織であるため，スリットサイズが伸び縮みしない．その結果，移植株を植え込んだ後，組織が移植株をキャッチしにくいので，移植部位がこすれると株が抜けやすい．菲薄で硬い瘢痕組織に浅く植え込むと，さらに株が抜けやすくなる．移植株がこすれても抜けにくい工夫をすれば，瘢痕組織でも移植毛が良好に生えるはずである．

　瘢痕組織に通常密度や高密度での植毛が可能になれば，1～2回の植毛で満足できる頭髪の密度が

---

* Kuniyoshi YAGYU, 〒102-0094　東京都千代田区紀尾井町 4-1　ニューオータニタワービジネスコート 7 階　紀尾井町クリニック，院長

表 1. 続発性瘢痕性脱毛症の症例の内訳

症 例	95 症例で 117 回の自毛植毛 (平均年齢 45.2±11.1 歳)
原 因	人工毛植毛　50(42%)
	外傷　　　　35(30%)
	熱傷　　　　14(12%)
	皮膚炎　　　 9(8%)
	その他　　　 9(8%)

実現できて, 治療後の患者満足度は飛躍的に向上するであろう. この目的で, 移植手技をいろいろ工夫して, 瘢痕組織への高密度植毛でも良好な発毛結果が得られるようになった. 本論文では, その移植手技を解説する.

対象と方法

続発性瘢痕性脱毛症 95 症例でのべ 117 回の自毛植毛治療を行った(表1). 手術時の症例の平均年齢は 45.2±11.1 歳であった. 脱毛の原因別の植毛治療回数は, 人工毛植毛後の感染と炎症反応が 50 回, 外傷後の瘢痕が 35 回, 熱傷後の瘢痕が 14 回, 皮膚炎後の瘢痕が 9 回, その他の原因が 9 回であった. 病変の脱毛部が 2～3 年間以上不変の状態で安定している症例を, 植毛治療の適応と判断した. 組織に感染や炎症反応が残る症例や, 現在なお活動期の病変が組織に残る症例は除外した.

自毛植毛治療 follicular unit transplantation では, 1～2 毛包単位ごとに実体顕微鏡下でドナー組織を切り分けて, 移植株(グラフト)を作成した.

移植範囲の皮下に注入する tumescence 液中のエピネフリン濃度は 60～80 万分の 1 に希釈して, 通常の自毛植毛よりも低濃度で使用した.

結 果

全症例で, 良好な移植毛の発育が得られた. 瘢痕性脱毛病変への植毛であったが, 移植毛の発育が不良な症例は見られなかった(図1, 2).

全症例の植毛治療の結果を図3に示した. 人工毛植毛後の瘢痕性脱毛症では, 脱毛病変の面積が広い症例が多く, 限られた量のドナーを病変全体に移植すると, 低い密度の植毛結果になる場合が多かった. それに対して, その他の原因による瘢痕性脱毛症では, 脱毛病変の面積が狭い症例が多く, 面積に対して十分な量のドナーを一度に移植できるので, 通常の移植密度や高密度での自毛植毛が可能であった. すなわち, 自毛植毛の治療では, ドナー領域の頭皮から一度に採取できる最大ドナー量に限界があるので, 広範囲の脱毛病変に全体的に移植すると仕上がりが低密度での移植になる傾向があった. 脱毛病変部の面積が狭い症例では, 脱毛範囲に十分な高密度で移植するだけのドナー量を採取できた.

当初は, 教科書通り, 瘢痕組織の脱毛範囲への植毛を 10～20 株/cm² の低い密度で移植した. その後, 徐々に移植密度を高めていき, 正常の頭皮への植毛と同様の 30～40 株/cm² の比較的濃い密

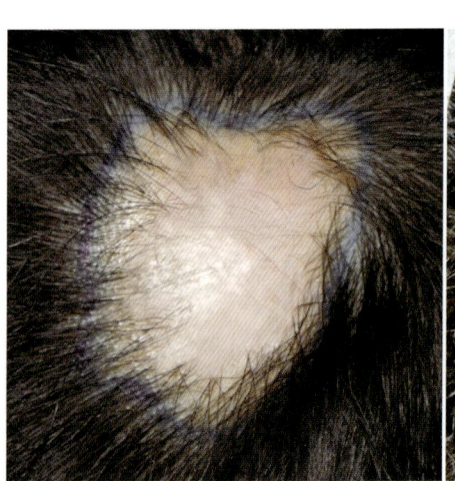

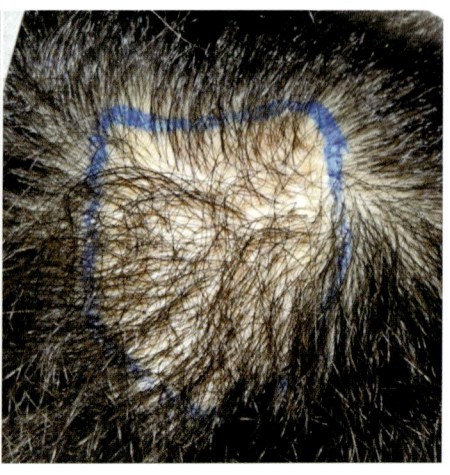

図 1.
皮膚炎後の瘢痕性脱毛症
症例は 34 歳, 男性
移植密度 41.2 株/cm² で自毛植毛治療を 1 回行った.
a : 術前
b : 植毛術後 1 年目

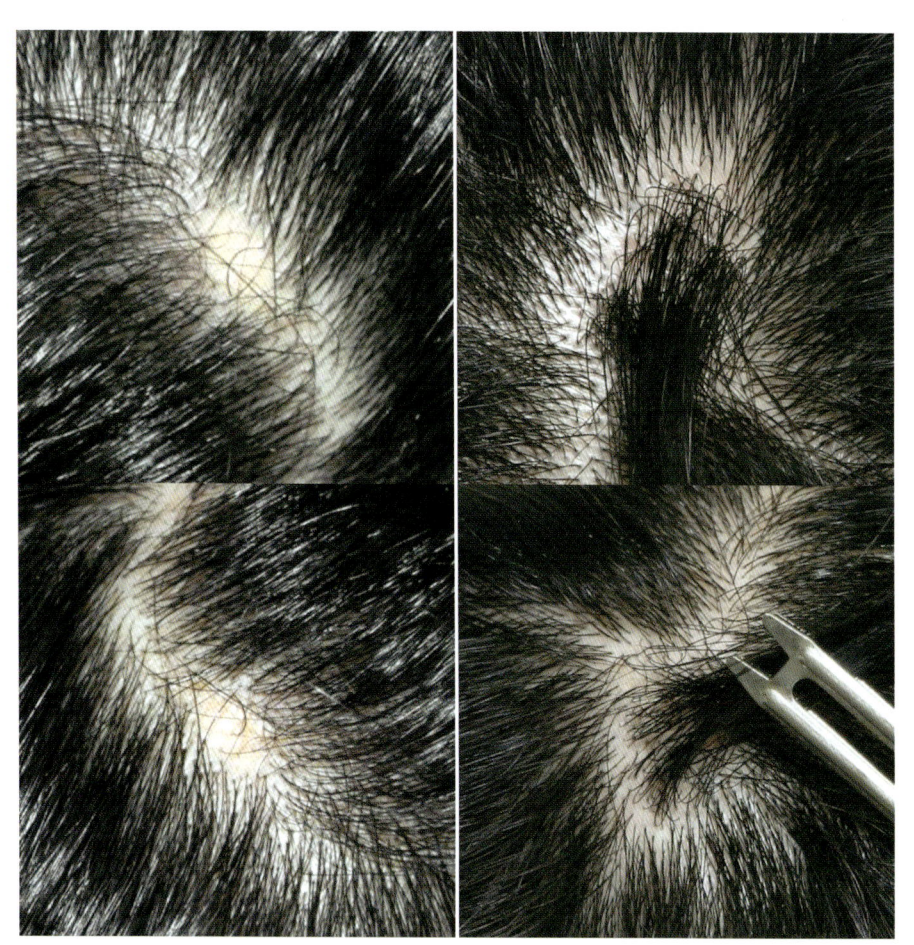

図 2.
外傷後の瘢痕性脱毛症
症例は 33 歳,男性
移植密度 44.7 株/cm² で自毛植毛治療を 1 回行った.
 a:術前
 b:植毛術後 1 年目

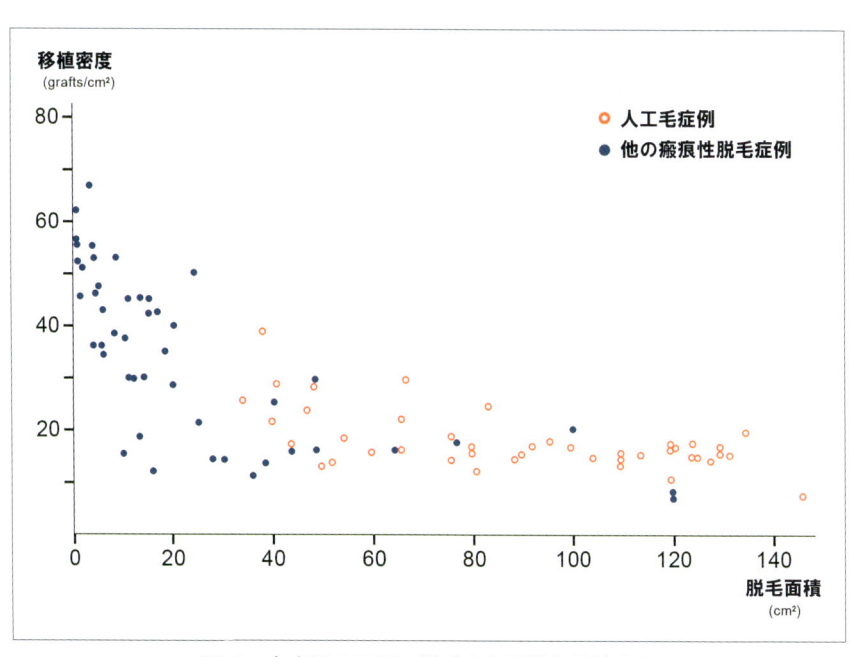

図 3. 全症例 117 回の脱毛病変面積と移植密度
横軸は脱毛病変の面積.縦軸は植毛の密度.赤い丸は人工毛植毛後の瘢痕性脱毛症の症例.青丸はその他の原因による瘢痕性脱毛症の症例.人工毛植毛後の瘢痕性脱毛症では,広い面積の脱毛症例が多く,移植密度は低くなりがちであった.その他の原因による瘢痕性脱毛症では,脱毛病変の面積が狭い症例が多く,通常の密度や高密度での植毛が可能であった.全例で移植毛の良好な発毛が確認された.

表 2. 続発性瘢痕性脱毛症への高密度移植の結果

最高密度の移植：66 株/cm²	
移植密度：>50 株/cm²：11 例	
40～50 株/cm²：11 例	
30～40 株/cm²：10 例	
20～30 株/cm²：18 例	
高密度の移植：>40 株/cm²：22 例	
これらの全症例で，良好な移植毛の発育が確認された．	

度でも問題なく植毛できて良好な発毛が得られることを確認した．さらに，小範囲の脱毛症例で高密度の移植を試みて，50～60 株/cm² の高密度で移植しても問題なく良好な発毛結果が得られることを確認した．最近では，症例ごとに可能な限り高密度で移植するように試みている（図 3）．

移植結果の内訳は，20～30 株/cm² の密度の植毛が 18 回，30～40 株/cm² の密度が 10 回，40～50 株/cm² の密度で 11 回，50 株/cm² 以上の密度で 11 回の自毛移植を行った．最高密度の移植は，66 株/cm² であった．このうち 40 株/cm² 以上の高密度の移植治療を 22 回行ったが，これらの症例を含めて全症例で問題なく良好な移植毛の発育結果が得られた（表 2）．

考　察

従来，瘢痕性脱毛症に対して植毛治療を行う場合，定着率が低いという理由で，低密度の植毛が勧められてきた．瘢痕組織では，血流が乏しいので，移植株が定着しにくく，まばらにしか発毛しないというのが従来の定説であった．しかし，実際には血流の乏しい瘢痕組織でも，移植毛は生えてくる．瘢痕組織に血流がなくても，瘢痕組織にあけたスリットから血漿成分が浸出してくれば移植株は生着する．本当の理由は，瘢痕部に普通の皮膚と同じ手技で移植すると，移植株が抜けやすいことが，発毛率が低下する理由であった．移植後に株が抜けると，もちろん髪は生えてこない．移植株が抜けにくい工夫をして移植すれば，瘢痕組織でも髪は生えてくる．たとえ，厚さ 1 cm もあるような厚い瘢痕組織に高密度植毛をしても髪は生える．

瘢痕組織では，レシピエント領域の頭皮は瘢痕組織であるため，組織が伸び縮みしない．そのため，移植株を植え込んだ後，組織が移植株をキャッチしにくいので，移植部位がこすれると株が抜けやすい．移植株が抜けると，髪は生えてこない．移植株が抜けにくい工夫をすれば，瘢痕組織でも移植後に株が抜けることが少なくなるので，予定通りの密度で髪が生えて，満足できる植毛結果が得られることになる．

また，瘢痕組織は皮膚が萎縮して薄いうえに，すぐ下に硬い頭蓋骨があるので，通常の角度でス

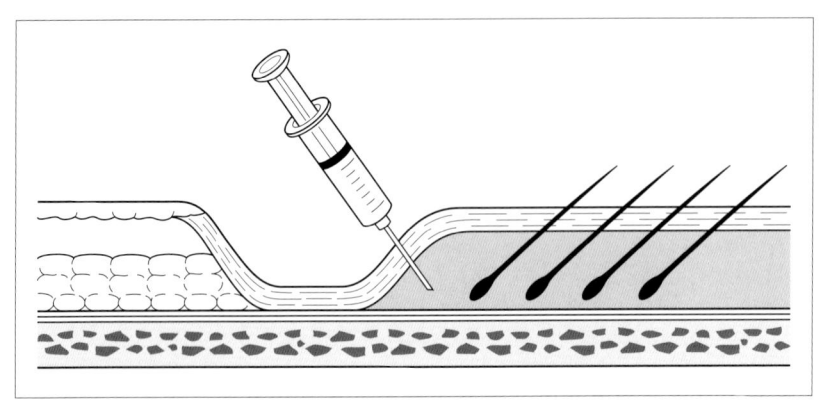

図 4．瘢痕性脱毛部への麻酔，スリット，植え込みの方向
菲薄で硬い線維性の瘢痕組織が骨膜に硬く癒着した病変では，tumescence 液の注入が困難であるが，何とかして注入して，瘢痕組織の下に十分なスペースを確保する．スリットは頭皮に対して鋭角に倒してあけて，移植株を十分に深く植え込むことで，移植株が抜けにくくなる．

図 5.
スリットの方向
スリットの方向は皮下の血管の走行と一致させることで，血管の損傷を避ける．
前頭部と中央部や後頭部の病変では前後方向のスリット，側頭部では左右方向のスリット，頭頂部では放射状のスリットをあける．

リットをあけると非常に浅いスリットになり，移植株を植え込む深さが浅くなる．瘢痕組織に浅く植え込むと，移植株は非常に抜けやすくなる．

A．手技的工夫

瘢痕組織に移植する株が抜けにくいように，以下のような手技的工夫をした[2)3)]．

1）瘢痕組織の皮下にtumescence液を十分に注入して，皮膚を浮かせ，スリットの十分な深さを確保する．菲薄で硬い線維性の瘢痕組織は，しばしば頭蓋骨の骨膜に硬く癒着して，tumescence液の注入が困難な場合が多い．それでも，何とか注入して，瘢痕組織の下に移植株を植え込む十分なスペースを確保することが，とても重要である．瘢痕組織の下にスペースがないと，スリットが浅くなるので，移植株が抜け落ちやすくなる（図4）．

2）Tumescence液のエピネフリン濃度は低くする．血流の乏しい瘢痕組織では高濃度の血管収縮剤は必要ない．通常の半分以下のエピネフリン濃度で十分出血は抑えられるし，周囲の組織からの乏しい血流を減少させ過ぎないためにも，血管収縮剤の濃度はできるだけ低い方が望ましい．

3）移植株を収容する十分な深さを得るために，スリットは鋭角にあける．正常の頭皮の場合と違って，瘢痕組織ではスリットは頭皮に対してできるだけ鋭角に倒してあけることが重要である．これにより，移植株を十分に深く植え込むことができるようになる．スリットが垂直に近い角度になると，移植株の植え込みが浅くなり，株が抜けやすくなる（図4）．

4）スリットの幅と深さは，移植株のサイズにちょうど一致するように合わせる．瘢痕組織は収縮しないので，植え込まれた移植株を周囲の組織でしっかり保持できない．せめて，スリットの幅と深さを移植株に合わせて，ピッタリサイズで植え込むことにより，株が抜け落ちにくくなる．

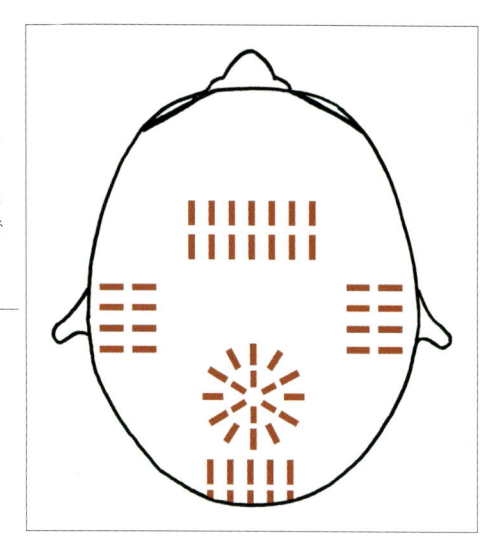

5）スリットの方向は，皮下組織の血管の走行に一致させることにより，手術中の皮下の血管損傷のリスクを避ける．具体的には，前頭部と中央部は前後方向に，側頭部は左右方向に，つむじ周囲の頭頂部は放射状にスリットを開ける（図5）．

6）隣同志のスリットの方向と角度は平行に保つ．高密度植毛を行う時は，特に，この点が重要になる．スリットの奥で，隣同士の移植株がぶつかり合うと，隣の移植株を押し出して，もぐらたたきのようになり，移植株が納まらなくなる．隣同志のスリットの方向と角度が厳密に平行になっていれば，高密度の植毛でも株がうまく植え込めて，納まりが良くなる．硬い瘢痕組織のスリットに植え込むためには，この技術が重要である．いきなり瘢痕組織に高密度で植え込むことは無理であるが，徐々に植え込み密度を上げていって，時間をかけて慣れることにより，手技が向上する．高密度でも平行な方向と角度でスリットをあけることができるようになれば，瘢痕組織に高密度で植え込むことが技術的に可能になる．

7）グラフトの虚血時間を短時間にすることは，臓器移植の基本である．グラフトが体外にある時間をできるだけ短縮して，ドナー採取後に早めに植えることにより，よい発毛率を得ることができる．

表 3. 血管吻合しない臓器移植(皮膚, 毛髪)後の組織血流再開(文献 5, 6 より)

1. 血清吸収期(術後 1～3 日)
血漿浸潤:移植株の外側→毛包細胞
2. 初期の血管結合期(3～7 日)
早期の毛細血管の血流再開:不十分な血流
3. 二次的血管結合期(7～14 日)
毛細血管の再構築:正常に近い血流

8) グラフトは, 1 毛包単位の株でも, 2 毛包単位の株でも, どちらも良好な成長結果が得られる. 高密度で移植するためには, ひとつひとつの移植株は細いスリムな形の skinny graft の形に作る方が, 植え込み後の納まりが良くなる.

9) 瘢痕組織での移植株の定着を確実にするために, 次回の植毛手術までの時間を, 少なくとも 1 年間あける. 瘢痕組織では, 正常の頭皮よりも定着に時間がかかる. 正常の頭皮では半年以上の間隔があれば同じ部位に次回の植毛を行うことができるが, 瘢痕組織で同じ範囲に密度増加の追加の植毛を行う場合は, 1 年間以上の間隔をあけて, 株がしっかり定着した後で, 次回の植毛を行った方がよい.

10) 人工毛植毛後の症例では, 頭皮に残存する人工毛に感染が伴っている. この頭皮の感染は術前にできるだけ治療しておくことが重要である. 移植範囲に人工毛の毛根が残存している場合は, あらかじめ残存する人工毛を可及的にすべて抜去して, 抗生剤を最低 1 週間投与する. その後 1～3 週間待って, 感染がしっかり治まった後で, 植毛手術を行う.

B. 組織の虚血と血流再開

皮膚移植や自毛移植の基礎的研究で明らかにされてきたことであるが, 皮膚や頭髪の移植では, 移植後の組織血流の再開にかなり時間がかかる. 肝臓や心臓の移植では, 手術中に動静脈の血管吻合も行うので, 移植直後から臓器の血流は正常に再開される. しかし, 皮膚や毛根の移植では, 毛細血管の吻合は行わないので, 移植直後に臓器の血流は再開されない.

臓器移植では, 虚血時間中に低温を維持することが, ドナーの細胞機能を維持するために重要である. 虚血時間中に加温することは, 細胞障害を招くので, 厳禁されている. 実験的には, 頭髪ドナーを採取してから植え込むまでの間の虚血状態の毛根を室温で 6 時間以上保存すると, 移植株の生存率が大きく低下し, 髪はほとんど生えてこない[4]. 6 時間以上の温虚血では, 細胞機能が大きく障害を受ける.

しかし, 皮膚や毛根の移植では, 移植後のドナーは頭皮で体温まで加温されるが, 正常の血流は再開されないので, 移植後も温虚血の時間が長く続くことになる. 実際の臨床の自毛植毛では, 正常の皮膚に移植された後, 移植株は数日間の温虚血に耐えて, 1 年後には髪が生えそろう. これは, 組織の血漿成分で毛根細胞が養われるからだと言われている[5,6]. すなわち, 正常の組織でスリットに浸出する血漿成分が, 毛根の移植株の外側から内部の毛乳頭細胞に酸素と栄養分を届け, それにより毛根細胞は生き延びることができる. これが移植後 1～3 日間の血清吸収期(serum imbibition)である(表 3). 3～7 日後にかけては, 不十分ながら血管が徐々に再結合されてきて, わずかな血流が再開されるようになる. これが初期の血管結合期(primary inosculation)である. その後 7～14 日後にかけて, さらに初期の血管の結合が進み, 毛乳頭にも血流が供給されるようになる. これが二次的血管結合期(secondary inosculation)である(表 3). その後, さらに血管が再構築されていき, 約 6 か月後には, もと通りの正常の血流が再開される[5,6].

血液を遠心分離して得られる血漿は, 赤血球などの血球成分が含まれていないだけで, 他の成分はもとの血液と同じであり, 酸素や栄養やタンパク質, 成長ホルモンや各種プロスタグランジンをはじめ, 様々な成分を含んでいる. この血漿は移植株の毛根組織を養える機能を持っている. つまり瘢痕組織から血漿が供給されれば, たとえ正常の血流がなくても, 移植株は成長できるはずである. そして, 移植株が育てば, もともとドナー部にあったものと同じ髪に成長するはずである.

手術の時に，瘢痕組織のスリットから浸出液が少量浸出することが確認される．したがって，菲薄で硬くて収縮しない萎縮性の瘢痕組織でも，移植株が抜け落ちないように様々な工夫をして移植すれば，正常密度や高密度で移植しても，移植株は良好に定着して発毛する結果が得られる．瘢痕組織への自毛植毛では，移植後も毛根への正常の毛細血管は再構築されないが，このようなメカニズムで瘢痕組織から供給される血漿により栄養されて毛根組織は生き続け，頭髪は生え続ける．たとえ 1 cm 以上の厚さの瘢痕組織に高密度で植毛しても，頭髪は同様に生えそうる．

まとめ

瘢痕性脱毛症では，レシピエント領域の頭皮が瘢痕組織であるので，自毛植毛治療を行っても発毛率が低いと言われてきた．

移植株が抜けにくい手技的工夫をした結果，瘢痕組織への移植でも良好な定着率が得られた．そして通常密度や高密度の移植後に，良好な発毛結果が得られるようになり，満足度の高い治療結果が得られた．本論文では，続発性瘢痕性脱毛症に対して，高密度の自毛植毛治療を行うための移植手技を解説した．

文　献

1) Rose, P., et al.：Transplanting into scar tissue and areas of cicatricial alopecia. Hair Transplantation 4th ed., Unger, W., et al., ed., 606-609, Marcel Dekker, New York, 2004.
2) Yagyu, K.：Treatment for alopecia after artificial hair implantation：standard density hair transplantation for scarred alopecia with persistent infection. ESHRS J. **9**(1)：13-15, 2009.
3) Yagyu, K.：Hair transplantation into cicatricial alopecia secondary to artificial hair implantation. Hair Transplantation 5th ed., Unger, W., et al., ed., 448-450, Informa Healthcare, London, 2011.
   Summary　人工毛植毛後の続発性瘢痕性脱毛症に対する植毛治療の要点をまとめた文献．
4) Kim, J. C., et al.：The effects of dehydration, preservation temperature and time, and hydrogen peroxide on hair grafts. Hair Transplantation 4th ed., Unger, W., et al., ed., 285-287, Marcel Dekker, New York, 2004.
   Summary　頭髪移植で移植株の虚血時間と保存温度が発毛率に及ぼす影響を研究した文献．
5) Perez-Meza, D., et al.：The growth factors, part Ⅰ：clinical and histological evaluation of the wound healing and revascularization of the hair graft after hair transplant surgery. Hair Transplant Forum Int. **17**(5)：173-175, 2007.
6) Perez-Meza, D.：Wound healing and revascularization of the hair transplant graft：the role of growth factors. Hair Transplantation 4th ed., Unger, W., et al., ed., 287-294, Marcel Dekker, New York, 2004.
   Summary　頭髪移植後に毛乳頭に毛細血管が再構築される経過を組織学的に研究した文献．

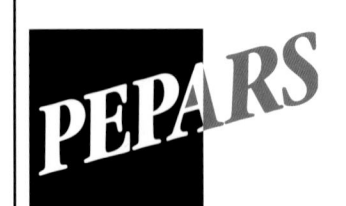

◆特集／臨床で役立つ 毛髪治療 update
男性型脱毛症の内科的治療

吉竹俊裕[*1] 佐藤明男[*2]

Key Words：男性型脱毛症(androgenetic alopecia)，日本人男性(Japanese male)，フィナステリド(finasteride)，ミノキシジル(minoxidil)，post finasteride syndrome

Abstract 男性型脱毛症の診療ガイドラインは 2010 年に日本皮膚科学会から公表された．それによると推奨度 A としてフィナステリド(finasteride)内服治療とミノキシジル(minoxidil)外用療法が掲載されている．本邦においてフィナステリド内服治療の効果に関しては報告が少なく長期間にわたり安定した効果が持続するかは不明であった．我々はフィナステリド(1 mg/day)を 5 年間内服した約 800 余例の治療効果を調査解析したので解説する．また，ミノキシジル外用療法に関しては OTC(over the counter；大衆薬)製剤であるため正確な追跡調査が不可能である．我々が臨床で遭遇したミノキシジル単独および併用症例に関して臨床的経験を含め解説する．また近年話題になっている post finasteride syndrome に関して原著論文を紹介し臨床的経験を元に解説を試みた．

フィナステリド内服治療

1．はじめに

本邦における男性型脱毛症(androgenetic alopecia；AGA)の治療は，2005 年に経口フィナステリド錠(プロペシア®，MSD(株))が登場して大きく変化した．2010 年に日本皮膚科学会が公表した"男性型脱毛症診療ガイドライン"[1]でも推奨度 A とされたミノキシジル外用，フィナステリド内服の治療法は本邦でも発売から約 10 年が経過し広く認知・忍容されてきている．

日本において 5 年間以上の長期成績は報告されていない．我々は AGA の日本人にフィナステリドを 1 mg/day 内服投与しその経過を 5 年間にわたって観察した．その結果と関連する患者背景因子について統計解析を行い，一定の見解を得たため報告する．

2．対象と方法

2000 年 1 月～2008 年 11 月の間に東京メモリアルクリニック平山を初診し，AGA と診断しフィナステリド(1 mg/day)を投与した患者のうち，5 年以上経過観察した 903 例を対象とした．治療開始時とその後 5 年間の継続した治療評価がある 801 例を有効性評価対象とし，Modified Norwood-Hamilton 分類(以下，N-H 分類)[2]~[4](図 1)に従って集計した．ヘアラインに軟毛化を認めず頭頂部全体に脱毛するパターンは N-H 分類にはあてはまらず，びまん型(diffuse hair loss type)として分類した[5]．治療開始前および 3～6 か月毎に同院で問診と写真撮影を行い，有効性は Modified Global Photographic Assessment score(以下，MGPA score)[6][7](図 2)により評価した．統計解析にはエクセル統計®を利用した．

[*1] Toshihiro YOSHITAKE，〒151-0053　東京都渋谷区代々木 2-16-7　山葉ビル 2 階　東京メモリアルクリニック平山／〒252-0374　相模原市南区北里 1-15-1　北里大学医学部形成外科・美容外科学／北里大学医学部寄附講座再生医療形成外科学

[*2] Akio SATO，東京メモリアルクリニック平山，院長／北里大学医学部寄附講座再生医療形成外科学，特任教授

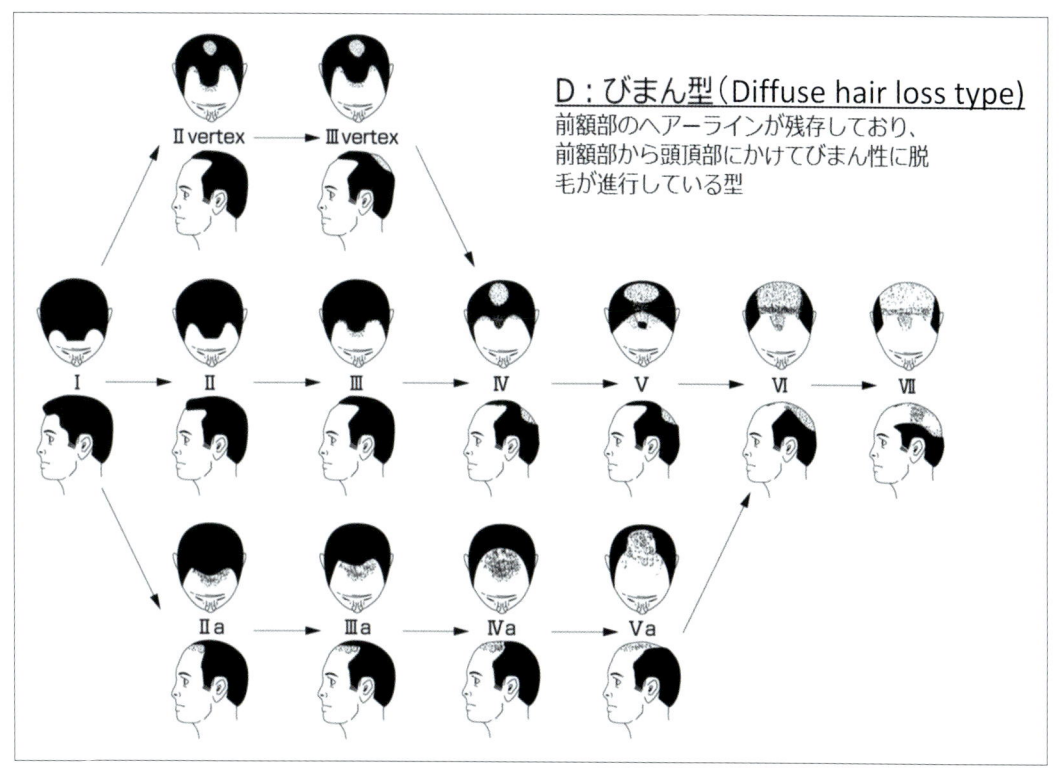

図 1. Modified Norwood-Hamilton 分類
(Norwood, O. T.：South Med J. 68：1359, 1975. より引用改変)

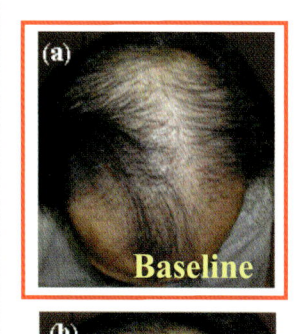

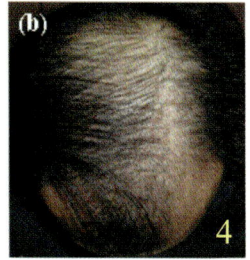

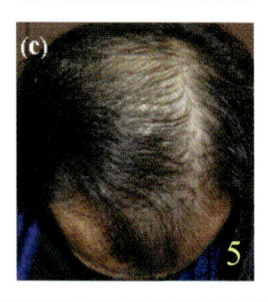

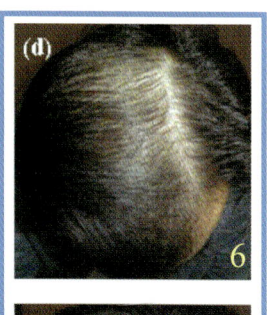

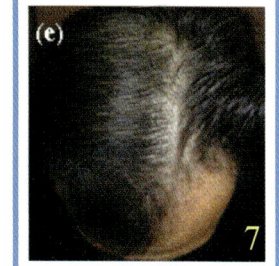

D：びまん型（Diffuse hair loss type）
前額部のヘアーラインが残存しており、前額部から頭頂部にかけてびまん性に脱毛が進行している型

評価対応表（MGPA score）

1	著明進行
2	中等度進行
3	軽度進行
4	不変
5	軽度改善
6	中等度改善
7	著明改善

効果十分と判定するMGPA score：6 & 7

(a) 治療開始時（baseline）
(b) 不変：4（6か月後）
(c) 軽度改善：5（12か月後）
(d) 中等度改善：6（24か月後）
(e) 著明改善：7（36か月後）

図 2. Modified Global Photographic Assessment（MGPA）
(55歳，男性．フィナステリド1日1錠．罹患期間8年．N-H分類Ⅴ)

表 1. 患者背景因子（治療開始時）

	All cases (n=801)	N-H 分類 N-H group (n=711)	びまん型 Diffuse hair loss group (n=90)
治療開始年齢（歳）	37.9±10.8	37.7±10.7	38.8±12.0
発症年齢（歳）	30.2±9.9	30.0±9.6	31.4±11.9
罹患期間（年）	7.69±6.08	7.71±6.11	7.49±5.86
治療開始時ストレスあり	162(20.2)	143(20.1)	19(21.1)
N-H 分類（Ⅰ／Ⅱ／Ⅲ／Ⅳ／Ⅴ／Ⅵ／Ⅶ）	—	4/165/279/143/84/32/4	—

データは平均±標準偏差（SD）または度数，（ ）内は%．
N-H：Modified Norwood-Hamilton 分類（subclass（Ⅱa，Ⅱv，Ⅲa，Ⅲv，Ⅳa，Va）を含む）

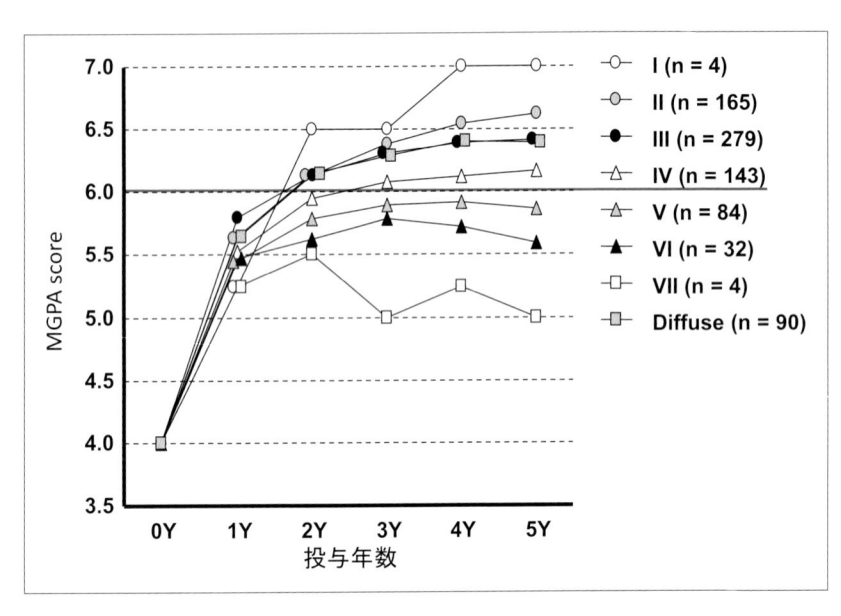

図 3.
フィナステリド 1 mg/day 導入後 N-H 分類別 MGPA score 平均値の推移
N-H：Modified Norwood-Hamilton（subclass（Ⅱa，Ⅱv，Ⅲa，Ⅲv，Ⅳa，Va）を含む）．
Diffuse：びまん型（Diffuse hair loss type）
MGPA score：1：著明進行，2：中等度進行，3：軽度進行，4：不変，5：軽度改善，6：中等度改善，7：著明改善
N-H Ⅱ～Ⅵ：フィナステリド導入後 MGPA score は Wilcoxon の符号付順位和検定でベースライン（0Y）と比較して有意に増加していた．（p＜0.001, all）

3．結　果

A．5年間の治療経過の推移

有効性評価対象の 801 例の患者背景因子を表 1 に示す．図 3 に N-H 分類別の MGPA score 平均値の推移を示す．N-H ⅠとⅦはいずれも 4 例しかなく統計学的に有意な変動は認められなかったが，他のすべての群において，フィナステリド投与前と比較して 5 年間にわたって MGPA score の有意な上昇が認められた（いずれの群も投与後のすべての年度で p＜0.001）．びまん型（D）は N-H ⅢとⅣの間に位置していた．

B．効果不十分症例の予測因子

5 年後の MGPA score＜6 の症例を insufficient group（効果不十分群）に，MGPA score≧6 の症例を sufficient group（効果十分群）に分類し，患者背景因子を比較した（表 2）．治療開始年齢，発症年齢，罹患期間，治療開始時のストレスの有無および N-H 分類と全ての項目で 2 群間に有意差が認められた．各種統計解析の結果，フィナステリドの効果不十分例に対する独立して有意な予測因子は，治療開始年齢 40 歳以上，N-H 分類Ⅳ以上，negative な予測因子としてストレスあり，であった．

C．有害事象

本研究では，フィナステリド（1 mg/day）が投与された全例（n＝903）のうち，有害事象は 23 例（2.5％）で，その内訳は性欲低下が 4 例，体毛の減少が 4 例，頭皮の異常が 3 例，血性精液が 2 例，肝機能障害 2 例，精液減少・勃起時違和感・女性化乳房・前額部発毛・初期脱毛・蕁麻疹・眠気・尿量増加が各 1 例であった．しかし 23 例全例が最大でも数か月の中止後に副作用が消失したので服用を再開，継続した．5 年後にも訴えが持続し

表 2. フィナステリド投与が効果不十分となる予測因子
（ロジスティック回帰分析による説明変数の調整後）

説明変数	単変量解析 Univariable Analysis		多変量解析 Multivariable Analysis	
	OR (95% CI)	P values	OR (95% CI)	P values
治療開始年齢≧40歳	3.17 (2.07～4.84)	<0.001	2.21 (1.13～4.33)	0.021
発症年齢≧30歳	1.64 (1.09～2.47)	0.018	0.88 (0.46～1.68)	0.703
罹患期間≧10年間	2.57 (1.70～3.88)	<0.001	1.25 (0.76～2.06)	0.382
N-H 分類*	1.83 (1.58～2.11)	<0.001	1.66 (1.42～1.94)	<0.001
初診時ストレスあり	0.46 (0.24～0.86)	0.015	0.47 (0.24～0.91)	0.025

*N-H 分類（Ⅰ～Ⅶ）には 1～3 点，5～8 点を与え，びまん型には 4 点を与えた．OR：オッズ比，CI：信頼区間，N-H：Modified Norwood-Hamilton 分類

た症例はなかった．

4．考 察

A．5年間の治療経過

フィナステリド投与例の長期成績は Rossi らにより 2011 年にイタリア国内で追跡調査され，フィナステリド（1 mg/day）を 10 年間継続投与した 113 名の AGA 患者のうち，改善したのは 24 名（21％），毛髪が維持されたのは 74 名（65％），進行し増悪したものは 15 名（14％）であった．すなわち 10 年後の進行抑制効果を含む有効率は 86％と報告している．最初の 1 年間の改善度が良好な群，および治療開始年齢が 20 代よりも 30 代以降の群が 10 年後の改善度は良いと述べている[8]．しかしこの母集団は Rome 大学の受診患者に限られており，小規模で人種も限定的である．大規模な報告で代表的なものは，Kaufman らによる 2002 年の多施設多国籍で実施された研究であるが[9]，この研究対象にはイスラエルを除くアジアの施設は含まれていない．

本研究では有効性解析集団（n＝801）において 5 年後の有効率は進行抑制効果も含めると 100％で，軽度改善以上では 99.4％であったので 5 年間の継続投与ができたとも考えられる．経過中に患者理由で drop out していた 29 例をすべて無効例とみなすと，進行抑制効果を含めた有効率は 801/801＋29＝96.5％で川島らの報告した日本人に対する 3 年間の研究結果[6)10)]に類似した．

2002 年 Kaufman らの研究は Global Photographic Assessment 法による 7 段階評価で，改善度は投与開始 24 か月後で peak に達し 3～5 年後は若干の低下を認めているのに対し[9]，本研究では 3，4 年後でも改善傾向が認められた．この違いの理由の 1 つは，白人より日本人男性は効果が高く持続するためと推察される．また，日本人の頭髪は Caucasian と比較して密度が低く，毛髪径は太く黒いため色のコントラストがつきやすく，わずかな変化も確認しやすい[11)～15)]．したがって改善度は高く評価されやすく 3，4 年後でもその変化が持続しやすい傾向があったためと考えられる．

また，N-H 分類毎の経時的変化では高 N-H 分類群ほど各年度の改善度は乏しくなる傾向があり，5 年後も低い傾向があった（図 3）．フィナステリドの作用は毛周期の改善であるため，症状が進行し毛周期に不可逆的な変化が起きてしまった高 N-H 分類群が改善に乏しいことは理論上妥当であると考えた．以上より，

① どの進行度であってもフィナステリドは一定の有効性を示す．

② 投与開始時の進行度が早期であるほど長期成績は向上することが考えられた．

アジア人に多くみられる N-H 分類に該当しないびまん型[5)]の症例において，フィナステリドによる改善度は N-H 分類Ⅲ とⅣ の中間に相当することが判明した（図 3）．本研究の結果によりびまん型の治療予後が比較的よいと推論できた．

B．フィナステリド効果不十分症例に対する予測因子

5 年後の MGPA score を対象に，フィナステリド効果不十分症例（MGPA score＜6）の予測因子をロジスティック回帰分析で解析した結果，単変

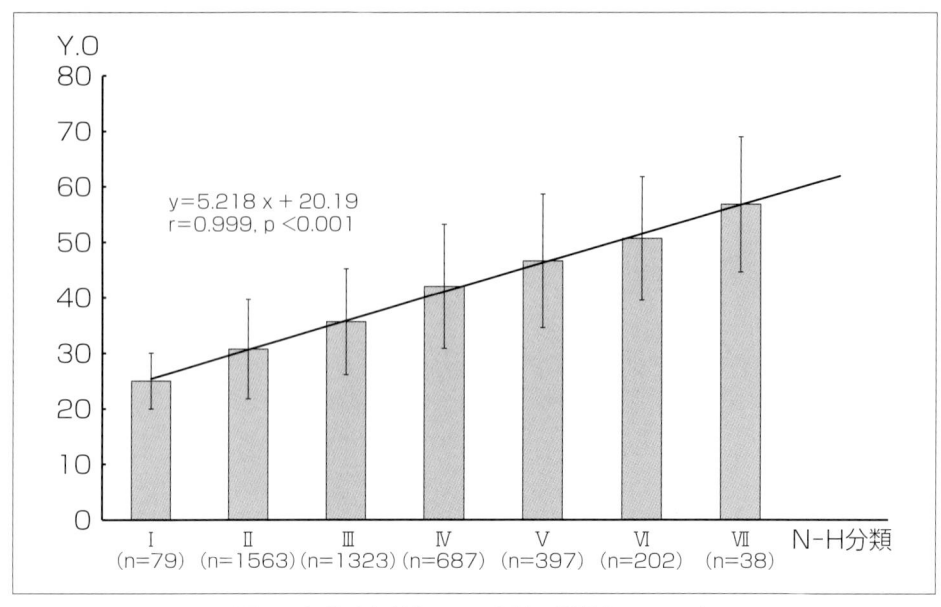

図 4. 初診時年齢と N-H 分類の関係(n＝4,289)
当施設を 2000～2013 年に初診し AGA と診断された 4,289 名の N-H 分類ごとの平均年齢

量解析では治療開始年齢 40 歳以上,発症時年齢 30 歳以上,罹患期間が 10 年以上,治療開始時の N-H 分類進行度が高いほど,および治療開始時ストレスなし群の方がフィナステリドは効果不十分になる傾向が認められた.しかし,多変量解析で各因子間の補正を行うと発症時年齢 30 歳以上と罹患期間 10 年以上は予測因子としての有意性を失った(表 2).発症年齢と罹患期間はあくまで各患者の記憶と薄毛の自覚に依存した値であり客観性に乏しい傾向があるため,参考程度に認識しておくのが妥当と考えた.一方,N-H 分類の進行度と治療開始年齢は低いほどフィナステリドの効果が高いことが明らかになった.年齢と改善度との関連については,Whiting ら[16],Olsen ら[17]が治療開始年齢は低いほど改善度は高いと報告している.Olsen らは 18～60 歳の Caucasian の AGA 患者に 2 年間フィナステリド 1 mg/日を内服させたが,41～60 歳群より,18～41 歳群の方が改善度は高いとしている[17].日本人の 5 年間服用でも同様の傾向が認められることがわかった.未治療例において N-H 分類は年齢とともに高くなることを考えると(図 4)[2)～4)8)16)17],フィナステリドの効果を十分に発揮するためには,治療開始年齢が 40 歳未満で N-H 分類が Ⅳ 未満であることが望ましい(表 2).具体例を図 5,図 6 に示す.

初診時のストレスの有無は,2012 年に佐藤が報告した研究では MGPA score に影響しないとされた[18].しかし,本研究では,ストレスあり($p=0.015$)のオッズ比は多変量解析でも 0.47(95% CI：0.24-0.91)と有意であった(表 2).理由として治療開始時にストレスを抱えている患者の方が,ストレスと関連して AGA の自覚が強く内服の忍容性が高いと考えられた.この薬は一定期間継続してから効果を示す特徴があり,忍容性の違いは服用年数が長いほど結果に差を生じると推論できた.

C.安全性評価

2010 年に報告された AGA に対するフィナステリドの効果と安全性についての systematic review では,有害事象について global sexual disturbance と erectile dysfunction の項目においてフィナステリド投与群は placebo 群と比較してリスクが増加するが,有害事象によって治療が中断するリスクは有意差がないとされている[19].また,2014 年の AGA に対する 5α-reductase 阻害薬の効果と安全性に関する network meta-analysis ではフィナステリド投与群と placebo 群で性的な有害事象の発生率に有意差がないことが報告されており[20],フィナステリドの安全性は高いことが示されている.本研究の有害事象の発生率は 23/903

図 5.
年齢，N-H 分類による予後の違い①
症例1：21歳，男性．罹病歴4年，N-H：Ⅳ
　a：初診時
　b：60か月

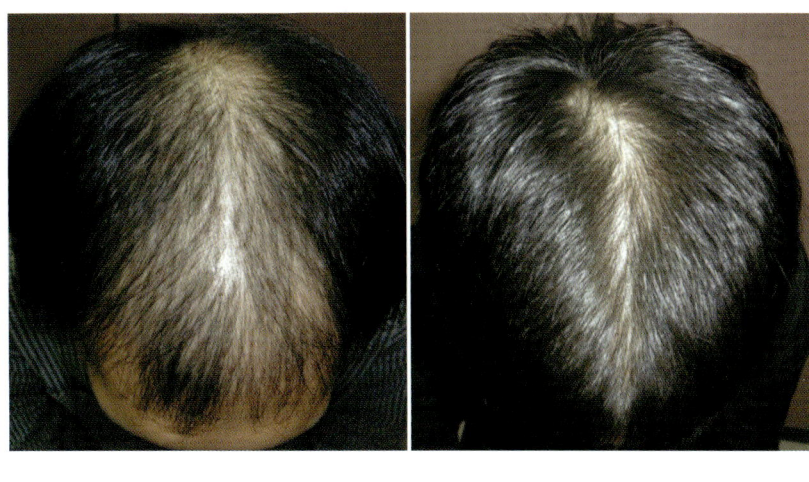

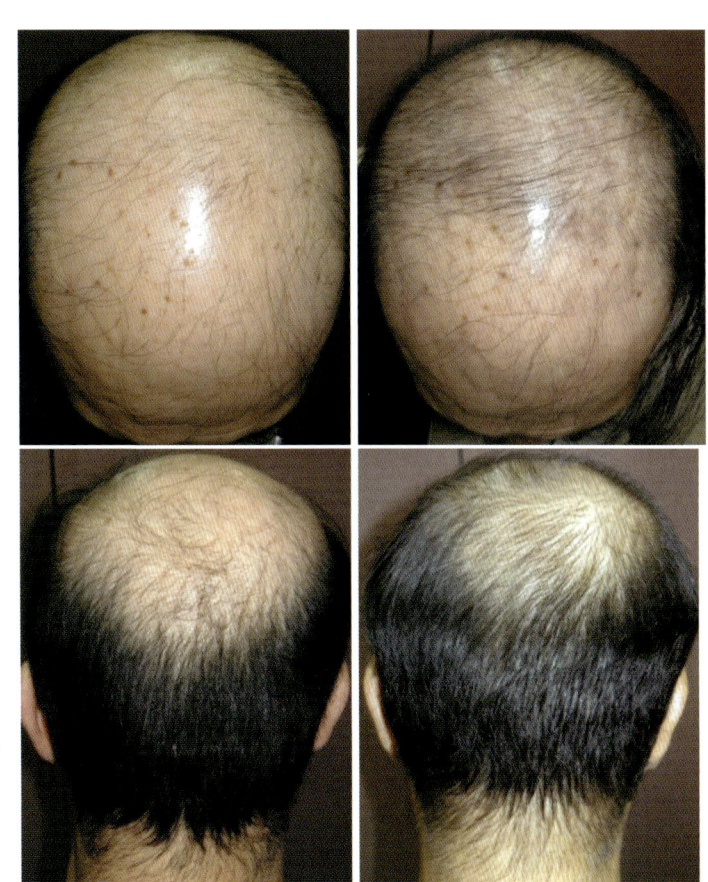

図 6.
年齢，N-H 分類による予後の違い②
症例2：61歳，男性．罹病歴15年，N-H：Ⅶ
　a：初診時．①頭頂部，②後頭部
　b：60か月．①頭頂部，②後頭部

例(2.5%)であり，そのうち全例が5年間の継続投与が可能であった．これは，治療開始日から5年が経過した症例を研究の対象にしたためであって，有害事象を経験して drop out したものは含まれていない．今回5年間の連続した経過観察が不可能であった102例のうち，drop out 症例29例をすべて有害事象ありとして扱うと，有害事象の発生率は52/903例(5.8%)となり，諸家の報告に近づく[6)8)10)]．本研究の有害事象の訴えは全て一過性であり，その結果5年間の長期にわたって投与が継続できたとも言える．フィナステリドの5年間長期投与は安全であると考えた．

5．まとめ

AGA の日本人903例にフィナステリド(1 mg/day)を投与し，5年間継続して経過観察した801例を対象に，その効果を MGPA score で評価し続

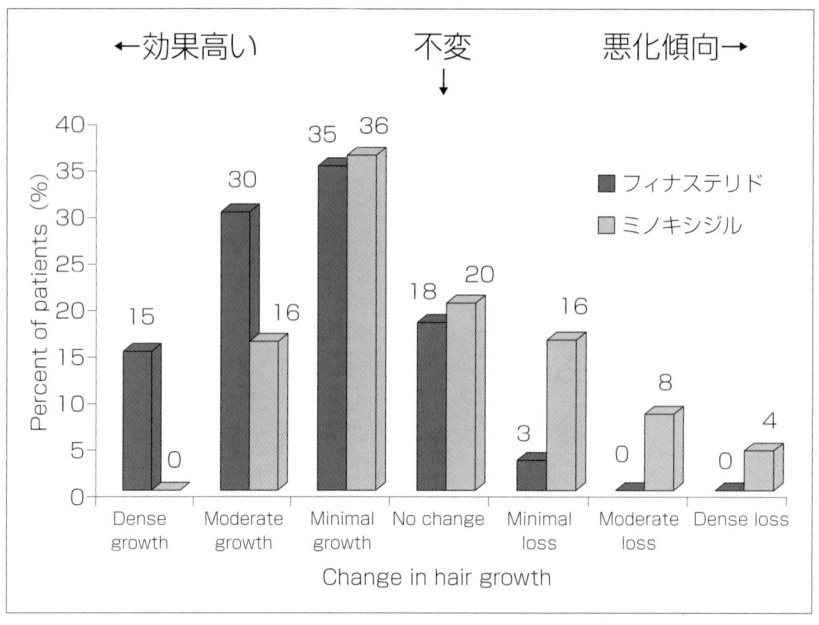

図 7. フィナステリドとミノキシジルの効果の違い
(Arca, E., et al.: An open, randomized, comparative study of oral finasteride and 5% topical minoxidil in male androgenetic alopecia. Dermatology. 209: 117-125, 2004. より引用改変)

計解析を行った. フィナステリド(1 mg/day)の長期継続投与は AGA の病状改善に持続的な効果を示し進行抑制効果も含めるとすべての患者(100%)に有効であった. しかし, 治療開始年齢 40 歳以上, 初診時ストレス環境なし, N-H 分類 IV 以上の進行度では, 臨床効果が減弱することが判明した. フィナステリドは AGA の進行度, 年齢が低いうちに導入する方が, 良い結果を得られる可能性が高い.

ミノキシジル外用治療

1999 年に国内発売された 1%ミノキシジル外用剤(リアップ®, 大正製薬(株))は, 2009 年に 5%ミノキシジル外用剤(リアップ X5®)となり世界標準の濃度に達した. 両者の効果の違いは 24 週間のランダマイズ試験の結果, 5%ミノキシジルが有意に効果的であり両者の副作用発現率に有意差はなかった[21]. しかし, ミノキシジルの長期成績の報告がないことより, 効果の推移や長期的副作用などが不明である. 本邦では薬局にて販売されているので臨床医がミノキシジル外用治療に関わることは少ない. 我々は臨床の場で 5%ミノキシジル外用剤の単独および併用療法例を経験したので若干の考察を加えて論述する.

フィナステリドは毛乳頭細胞内で 5α 還元酵素を阻害してテストステロンの dehydrotestoster-one(DHT)への転換を抑制する. 一方, ミノキシジルの効果機序は, IGF, HGF, VEGF, FGF, プロスタグランジン系列の賦活作用などと考えられており, DHT 作用の抑制効果はない. 図 7 に示すように Arca E らはフィナステリドとミノキシジルの 48 週間の比較試験[22]を行いフィナステリドの方が有意に効果的であることを示した.

我々は下記の症例を経験したので若干の考察を含め説明する.

症例 3(図 8)は, 治療開始後 6 か月はフィナステリド(1 mg/day)内服を行ったが効果が低いのでミノキシジル(5%)外用併用治療を 12 か月, 54 か月と行った経過写真である. 臨床効果は, a=b<c<d となり, ミノキシジルが奏功したか, フィナステリドが徐々に効果を上げたか, 両方の効果があったか, と推察された.

症例 4(図 9)は治療開始後 6 か月はフィナステリドにて治療を行ったが効果が低いのでミノキシ

◀図 8.
ミノキシジル併用が効果的で
もあると推察できた例
症例 3：46 歳，男性．罹病歴
3 年，N-H：Ⅴ
フィナステリド内服 1 mg/
day（以下，F），ミノキシジル
5％外用（以下，M）
　a：初診時
　b：F 6 か月
　c：F＋M 12 か月
　d：F＋M 54 か月

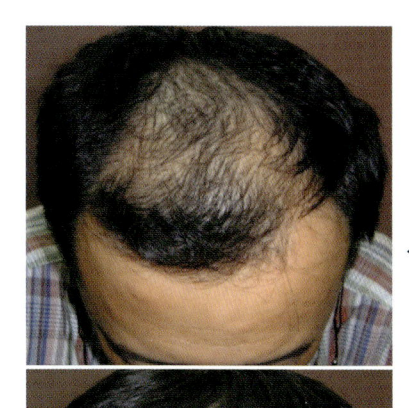

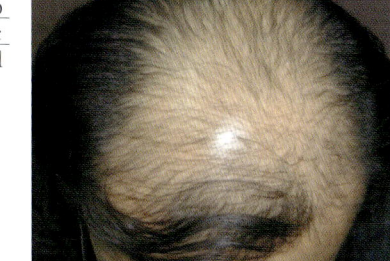

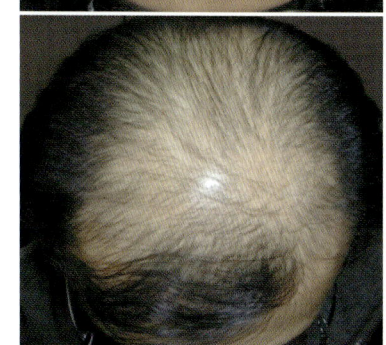

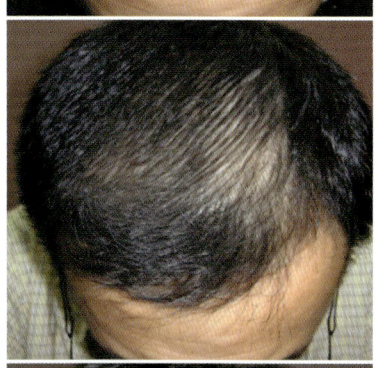

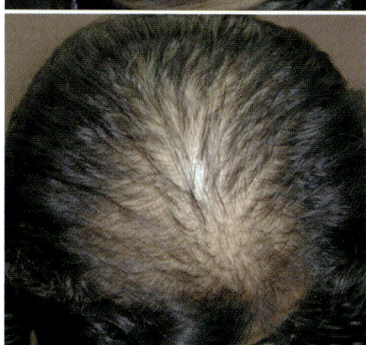

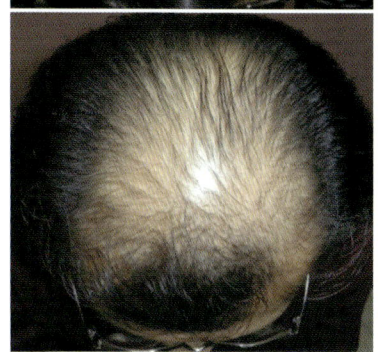

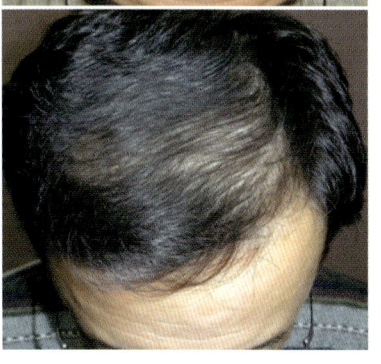

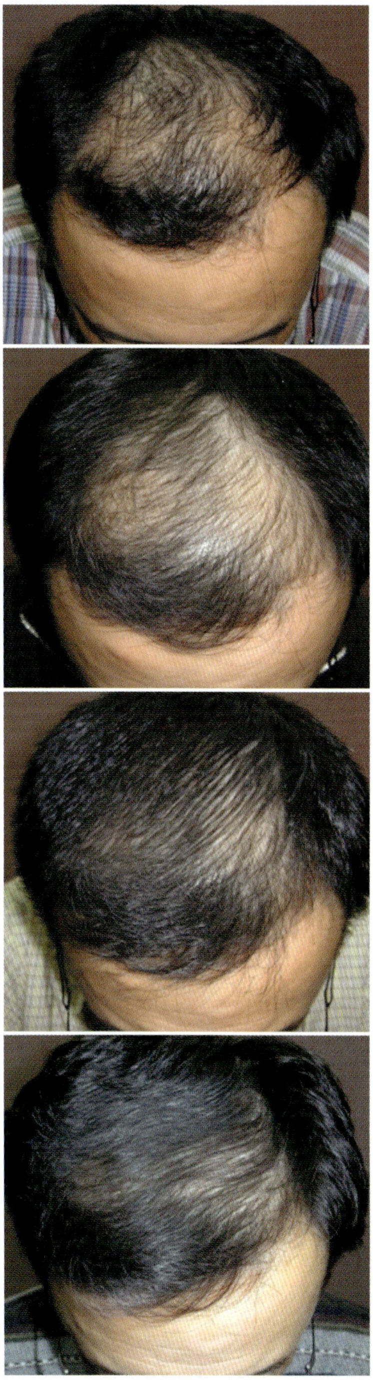

図 9．▶
ミノキシジルの効果が一過性
と判断した例
症例 4：46 歳，男性．罹病歴
9 年，N-H：Ⅴ
　a：初診時
　b：F 6 か月
　c：F＋M 12 か月
　d：F＋M 53 か月

ジル外用併用治療を 12 か月，53 か月と行った経過写真である．臨床効果は，a＝b＜c＞d となり，ミノキシジル併用治療開始 12 か月後に最大効果がありその後減退した．この場合ミノキシジルは一過性の効果しかなかった，と推論できた．

　症例 5（図 10）も同様に，ミノキシジルは一過性の効果しかなかった，と推論できた．

　症例 6（図 11）は，初診時以前に 3 年間の 5％ミノキシジル外用単独療法を行い，さらなる改善を求めて来院した症例で，フィナステリド併用療法開始 21 か月後で，a＜b と判定しフィナステリドはミノキシジルを凌ぐ治療法であると推論できた．

　症例 7（図 12）は，初診時より開始した併用症例である．判定は a＜b＝c となる．

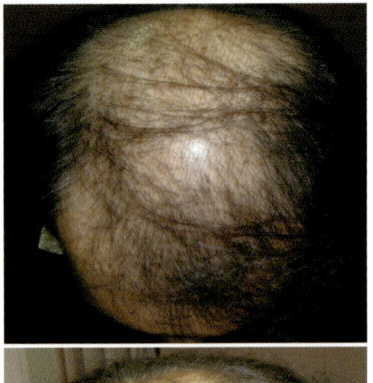

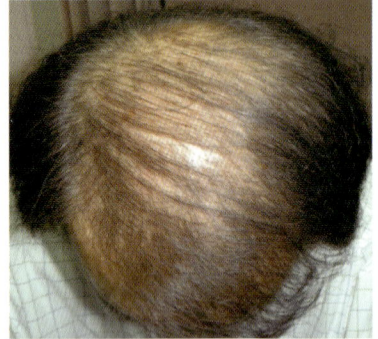

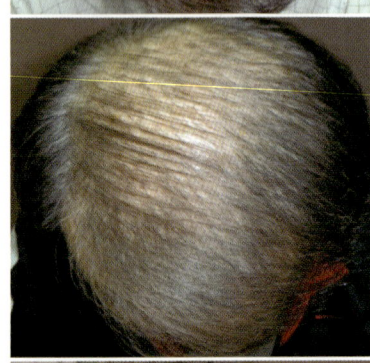

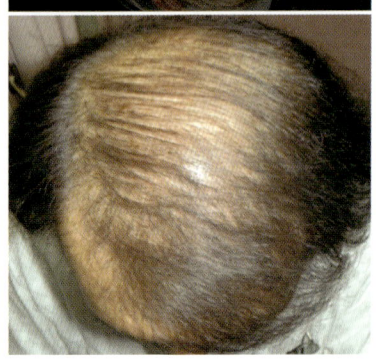

図 10. ミノキシジル併用の効果が一過性と判断した例
症例 5：50 歳，男性．罹病歴 13 年，N-H：V
a：初診時
b：F 60 か月
c：F + M 3 か月
d：F + M 9 か月

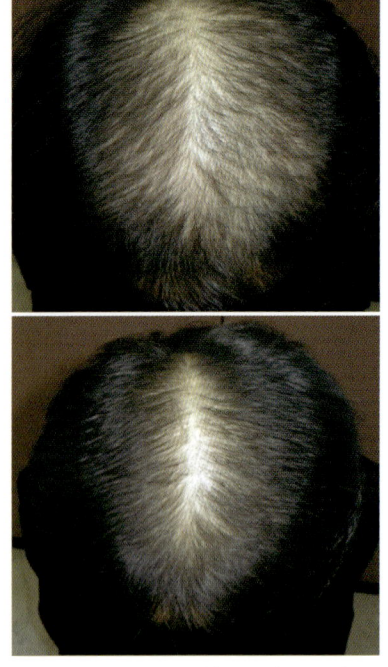

図 11. フィナステリドの効果が高いと考え得る例
症例 6：34 歳，男性．罹病歴 10 年，N-H：Ⅳ
a：初診時，M 使用歴 3 年
b：M + F 21 か月

症例 8（図 13）は，初診時よりフィナステリド単独治療を行った症例で，判定は a＜b＜c となる．図 12 と 13 の結果より，フィナステリドの効果の出現は遅く，ミノキシジルの効果は早期に出現するが衰退も早いのではないかと推察している．

以上より，ミノキシジルの効果はフィナステリドより早く出現するが減弱も早く，長期の治療成績ではフィナステリドの効果に隠れてしまうのではないかと推論できた．これは，ミノキシジルの作用機序に DHT の抑制効果はないことが原因で，AGA は残酷にも時間と共に確実に進行していくことを示していると言える．

Post finasteride syndrome

フィナステリドの副作用は頻度が低い．添付文書上も 1～5% 未満の性欲減退，1% 未満の勃起不全，射精障害，精液量減少は挙げられるが，その他は頻度不明である（肝機能障害，過敏症，女性化乳房など）．しかし，フィナステリドによって性機能障害をきたした例のうち，フィナステリドを中断してもその障害が持続する post finasteride

図 12.
併用療法の例
症例 7：32 歳，男性．罹病歴 3 年，N-H：Ⅲa
　a：初診時
　b：F＋M 20 か月
　c：F＋M 68 か月

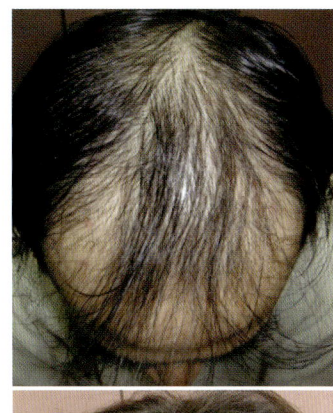

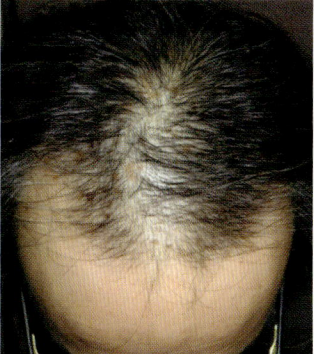

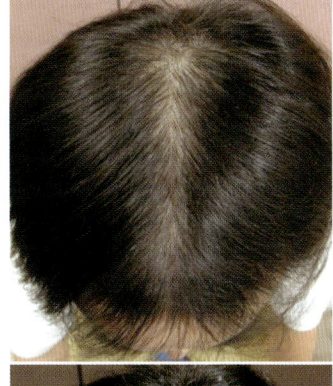

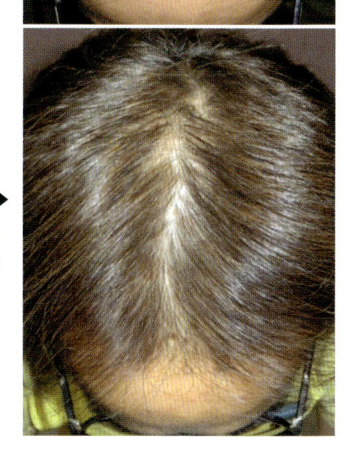

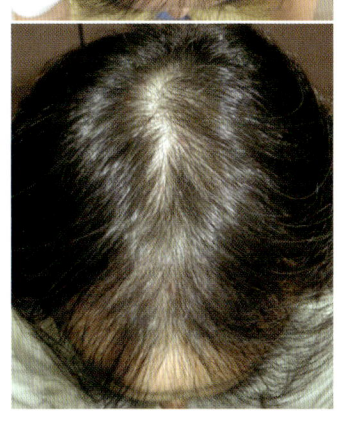

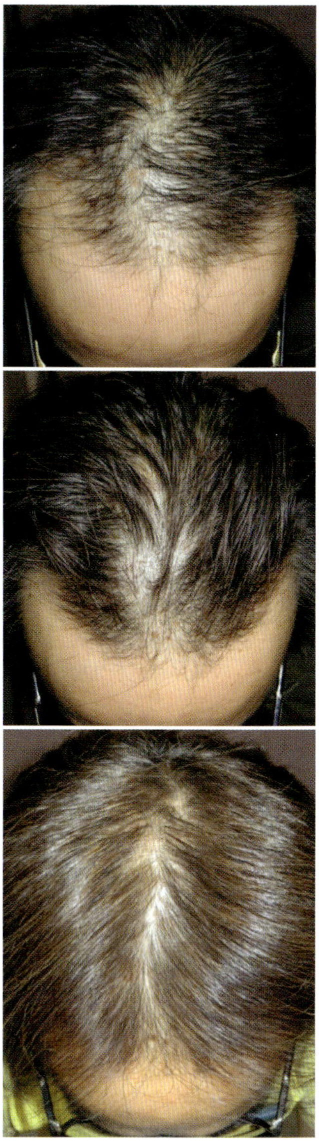

図 13.
フィナステリド単独療法の例
症例 8：43 歳，男性．罹病歴 16 年，N-H：Ⅲa
　a：初診時
　b：F 20 か月
　c：F 68 か月

syndrome という概念が提唱されている[23)24)]．2011 年，Irwig らがフィナステリドを服用した後，性機能障害を新たに発症しフィナステリドを中止してもその症状が 3 か月以上持続した 71 名の男性を調査した結果，そのうち 94％が性欲の低下，92％が勃起不全を呈するなど，症状が平均約 40 か月持続していた[25)]．

　フィナステリドが性機能障害を生じる機序はいまだ不明である．血中テストステロンが 5α-reductase Ⅱ型によって DHT に変化するため，5α-reductase Ⅱ型の阻害薬であるフィナステリドは血中テストステロン濃度を上昇させることはあっても低下させることは考えにくい[26)]．また，フィナステリドは脳血流関門を通過できないとされており，中枢神経系に作用し，勃起障害（ED）やうつ病などの副作用をきたすことも考えにくい．近年の報告ではフィナステリドが脳脊髄液に移行し neurosteroid を減少させた結果，post finasteride syndrome を生じるとするものも散見されるが[27)28)]，もし因果関係が明らかなのであれば，発生頻度の低さが説明できない．そもそも ED の罹患率はアジア人で 20 代 15.1％，30 代 29.6％，40 代 40.6％，50 代 54.3％，60 代 70％，と言われ[29)]，テストステロン低下に伴う性腺機能低下症の罹患率は 40 歳以上で 6.0～38.7％にのぼるとされている[30)]．フィナステリドの副作用の発生頻度が今

回の我々の調査でも 2.5% と極めて低く,先述した 2010 年の論文[19]でも 2014 年の論文[20]でも placebo 群と比較して統計学的に有意な差はないとしている現状から安全性は高いと考えて良い.しかし,持続的な性機能障害は重大な QOL 低下の原因であるため,post finasteride syndrome については今後の研究を慎重に解釈していく必要がある.

文 献

1) 坪井良治ほか(「男性型脱毛症診療ガイドライン」策定委員会):男性型脱毛症診療ガイドライン(2010 年版).日皮会誌.**120**(5):977-986,2010.
2) Takashima, I., et al.:Alopecia Androgenetica-Its incidence in Japanese and associated conditions. Hair Research:Status and Future Aspects. Orfanos, C. E., et al. ed., 287-293, Springer Verlag, Berlin, 1981.
3) Hamilton, J.:Patterned loss of hair in men:types and incidence. Ann NY Acad Sci. **53**(3):708-728, 1951.
4) Norwood, O.:Male pattern baldness:classification and incidence. South Med J. **68**(11):1359-1365, 1975.
5) Lee, W., et al.:A new classification of pattern hair loss that is universal for men and women:basic and specific (BASP) classification. J Am Acad Dermatol. **57**(1):37-46, 2007.
6) Kawashima, M., et al.:Finasteride in the treatment of Japanese men with male pattern hair loss. Eur J Dermatol. **14**(4):247-254, 2004.
7) Kaufman, K., et al.:Finasteride in the treatment of men with androgenetic alopecia. J Am Acad Dermatol. **39**(4 Pt 1):578-589, 1998.
8) Rossi, A., et al.:Finasteride, 1 mg daily administration on male androgenetic alopecia in different age groups:10-year follow-up. Dermatol Ther. **24**:455-461, 2011.
9) The Finasteride Male Pattern Hair Loss Study Group:Long-term (5-year) multinational experience with finasteride 1 mg in the treatment of men with androgenetic alopecia. Eur J Dermatol. **12**:38-49, 2002.
10) Kawashima, M., et al.:Long term (3 years) efficacy and safety profiles of finasteride in Japanese men with AGA (androgenetic alopecia). Jpn J Clin Dermatol. **60**(6):521-530, 2006.
11) Otsuka, H., Nemoto, T.:Study on Japanese Hair. J Jpn Cosmet Sci Soc. **12**(3):192-197, 1988.
12) Franbourg, A., et al.:Current research on ethnic hair. J Am Acad Dermatol. **48**(6):S115-S119, 2003.
13) Hayashi, S., et al.:Preliminary study on racial difference in scalp hair. Biology and Disease of the Hair. Kobori, T., et al., ed. 555-561, University of Tokyo Press, Tokyo, 1976.
14) Hori, Y., et al.:Chapter 7:Hair Color and Melanin Pigments- Racial differences. The Medical Science of Hair. Kobori, T., et al., ed., 148-172, Bunkodo, Tokyo, 1987.
15) Pinkus, F.:Die Gruppenstellung der Haare. Handbuch der Haut-und Geschlechtskrankheiten. B (Teil 1). Jadassohn, J., ed., 239-244, Springer, Berlin, 1927.
16) Whiting, D., et al.:Efficacy and tolerability of Finasteride 1 mg in men aged 41 to 60 years with male pattern hair loss. Eur J Dermatol. **13**(2):150-160, 2003.
17) Olsen, E. A., et al.:Global photographic assessment of men aged 18 to 60 years with male pattern hair loss receiving finasteride 1 mg or placebo. J Am Acad Dermatol. **67**:379-386, 2012.
18) Sato, A., Takeda, A.:Evaluation of efficacy and safety of finasteride 1 mg in 3177 Japanese men with androgenetic alopecia. J Dermatol. **39**:27-32, 2012.
19) Mella, J., et al.:Efficacy and safety of finasteride therapy for androgenetic alopecia. Arch Dermatol. **146**(10):1141-1150, 2010.
20) Gupta, A., Charrette, A.:The efficacy and safety of 5α-reductase inhibitors in androgenetic alopecia:a network meta-analysis and benefit-risk assessment of finasteride and dutasteride. J Dermatolog Treat. **25**:156-161, 2014.
21) Tuboi, R., Arano, O., Nishikawa, T., et al.:A randomized clinical trial comparing 5% and 1% topical minoxidile for the androgenetic alopecia in Japanese men. J Dermatol. **36**(8):437-446, 2009.
22) Arca, E., et al.:An open, randomized, comparative study of oral finasteride and 5% topical minoxidil in male androgenetic alopecia. Dermatology. **209**:117-125, 2004.

23) Ganzer, C. A., et al. : Persistent sexual, emotional, and cognitive impairment post-finasteride : A survey of men reporting symptoms. Am J Mens Health. Jun 13. Pii : 1557988314538445., 2014.
24) Cecchin, E., et al. : A pharmacogenetic survey of androgen receptor(CAG)n and(CGN)n polymorphisms in patients experiencing long term side effects after finasteride discontinuation. Int J Biol Markers. May 17 : 0. Doi : 10.5301/jbm.5000095., 2014.
25) Irwig, M. S., et al. : Persistent sexual side effects of finasteride for male pattern hair loss. J Sex Med. **8** : 1747-1753, 2011.
26) Drake, L., et al. : The effect of finasteride on scalp skin and serum androgen levels in men with androgenetic alopecia. J Am Acad Dermatol. **41** : 550-554, 1999.
27) Mukai, Y., et al. : Studies on neurosteroids XXV. Influence of a 5α-reductase inhibitor, finasteride, on rat brain neurosteroid levels and metabolism. Biol Pharm Bull. **31**(9) : 1646-1650, 2008.
28) Melcangi, R. C., et al. : Neuroactive steroid levels are modified in cerebrospinal fluid and plasma of post-finasteride patients showing persistent sexual side effects and anxious/depressive symptomatology. J Sex Med. **10**(10) : 2598-2603, 2013.
29) Cheng, J. Y. W., et al. : Prevalence of erectile dysfunction in Asian populations : a meta-analysis. Int J Impot Res. **19** : 229-244, 2007.
30) Low, W. Y., et al. : Erectile dysfunction, premature ejaculation and hypogonadism and men's quality of life : an Asian perspective. JMH. **5**(4) : 282-288, 2008.

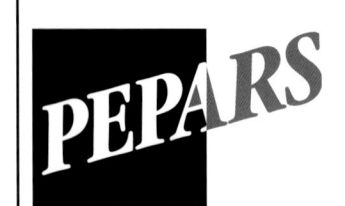

◆特集／臨床で役立つ 毛髪治療 update
男性型脱毛症の併用療法

倉田　荘太郎*

Key Words：LLLT(low level laser therapy；低出力レーザー治療)，狭帯域 LED(narrow band LED)，赤色 LED(red-emitting diode)，男性型脱毛(androgenetic alopecia；AGA)，育毛機器(devices for hair growth)

Abstract　男性型脱毛症に対する診療ガイドラインが 2010 年に策定され，男性におけるフィナステリド内服，ミノキシジル外用，自毛植毛，あるいはその他の外用育毛剤による対処法が年々一般化してきた．これらの個々の治療法による有効率はかなり高いものの，中には脱毛の進行抑制，あるいは改善はするものの満足できない状態にとどまる症例にもたびたび遭遇する．このような場合，治療者としては更に有効率の高い方法を選択するか，あるいは他の方法と併用して効果を上げることを試みる必要がある．しかしながら現状，安全で有効性が期待できる他の治療法に関する情報は少なく，科学的根拠の少ない治療が高額で行われていたり，有害事象が発生している例も散見される．本稿では近年行われている主に男性型脱毛症に対するその他の治療について考察し，これまでの確立した治療法との併用療法としての可能性を検討した．今後脱毛症の治療として期待される再生医療の可能性についてはその評価を他稿に委ねる．

はじめに

男性型脱毛症は男女ともに罹患する最も頻度の高い脱毛症である．現在，男性型脱毛症に対しては 2010 年に医学的に検証された確立した診療ガイドラインが示されており，形成外科皮膚科領域ではこの内容を参考に診療を行うことが一般化してきている[1]．その概要を表 1 に示す．男性においては男性型脱毛症が脱毛症の多くを占め，成人男性の 30％以上がその生涯で罹患すると考えられる．女性においては男性型脱毛症以外に休止期脱毛や加齢による脱毛も加わるため，その鑑別に苦慮することもあるが，治療に関しては未だ決定的な方法が確立していないのが現状である．診療ガイドラインに示されているように，男性の男性型脱毛症に対してはフィナステリドの内服およびミノキシジル外用が最も推奨され，女性の男性型

表 1.
(日本皮膚科学会：男性型脱毛症診療ガイドライン (2010 年版)より改変)

	治療内容	推奨度(男性)	推奨度(女性)
1	フィナステリド内服	A	D
2	ミノキシジル外用	A	A
3	自毛植毛	B	B
4	その他の育毛剤	C1(一部 C2)	C1(一部 C2)

推奨度の分類：
A：行うよう強く勧められる
B：行うよう勧められる
C1：行うことは考慮しても良いが，十分な根拠がない
C2：根拠がないので勧められない
D：行わないよう勧められる

脱毛症に対してはミノキシジルの外用のみが最も推奨される治療とされている．これらの内服，外用治療を 1 年間以上続け，十分な効果が得られなかった場合に自毛植毛の可能性を提示するのがガイドラインに示された診療手順である．多くの患者ではフィナステリド内服やミノキシジル外用療

*Sotaro KURATA，〒874-0831　別府市堀田 4-2 別府ガーデンヒルクリニック　くらた医院，院長

表 2. 補助的療法としての適性要件

これらの要件を満たした技術が現状，AGA 診療ガイドラインを補足する技術と考えられる．

① 科学的エビデンス 　基礎研究により科学的に育毛理論に合致する，あるいは新規性のあるエビデンスを持つこと
② 安全性 　発癌性，皮膚障害などの人体への有害事象の危険が低いこと
③ 利便性と汎用性 　技術に汎用性があり，繰り返し同程度の効果が期待できること．医療機関で用いる技術（すなわち医療行為を伴う）と一般家庭で用いることが可能な技術に分かれる．

法で満足な治療効果が得られるが，要求が高く，更に改善したいと考える患者も少なくない．これまで，そのような患者に対して治療者は外科的治療以外の手だてを提示することができなかった．外科的方法以外で簡便で安全なその他の治療が存在するならば是非受けてみたいと考える患者が多くいることは想像に難くない．本稿ではガイドラインに示された主治療の補足的治療として適した方法を渉猟し，男性型脱毛症，女性型脱毛症の治療に追加できる方法を検討した．

補助療法の要件（表 2）

まず医療機関において行われる治療にとって科学的エビデンスは不可欠であろう．患者と医療者双方が十分に納得できる臨床データを含む基礎研究がいかになされているか，公表されているかという点，さらに薬剤や機器であれば厚生労働省の認可がなされているか否かは重要な基準となる．施術内容が安全性を確保されている美容器に属する場合や医薬品でない即ち化粧品の範疇である場合はその限りではないが，美容に関する化粧品や育毛に関与する成分の分類や効果判定は現状難しい領域であることも事実である．それぞれの医療機関が責任をもって安全性を確認し，患者に不利益を及ぼさない努力は怠ってはならない．さらに補助的に使用される治療法は汎用性の高さ，すなわち簡単で高額でないことも重要な基準と考える．新規治療法で現状のあらゆる治療と比べて，その効果が抜きん出て高い場合には，治療法が高額であってもその需要はあると思われるが，現状の治療法でそのような方法は渉猟し得た範囲では見出せていない．将来再生医療を用いた方法が確立する時を期待したい．

ミノキシジルの内服療法について

ミノキシジルはカリウムチャンネルオープナーで末梢血管平滑筋を弛緩させることによる血管拡張作用を持ち，血圧降下剤として開発研究された薬剤である．製剤の臨床応用で体毛の増加がみられたことから育毛剤への転用が期待され，多くの基礎実験が行われ，安全性の高い外用剤という剤型で，当初 1980 年代には処方薬としてアメリカ市場に登場した．その後，多くの臨床例で安全性と効果が確認され，薬局での対面販売薬となった経緯がある．日本においても現在は欧米と同じく 5％および 1％ミノキシジルが男性用，1％が女性用として販売され，発毛剤として一般化している．さて，ミノキシジルの内服療法については賛否両論がある．否定的な意見の多くは当然のことながら血圧が正常な場合や，低血圧および血圧や循環器に不安がある患者が内服した場合，頭髪の育毛作用のみならず全身作用が出現する恐れがあることであろう．顔面や体毛の多毛，血圧低下による諸症状，循環器への影響などである．肯定派の意見は現在利用可能な育毛法では満足な結果が得られない場合，次の手段として使用するという考え方である[2]．特に女性の脱毛症においてはフィナステリドの内服が禁忌であるため，ミノキシジルの外用療法のみに頼らざるを得ないケースが多く，その効果が限定的な場合にはミノキシジルの内服を試すことを選択する医療機関も存在する．しかしながら脱毛症に対するミノキシジルの内服療法は厚生労働省の認可，アメリカ FDA の認可共になく，副作用のリスクを背負って担当医師の

表 3. LLLT の有効性評価(文献 5 より改変)

	女性		男性		
レーザーの数	9	12	7	9	12
終末毛増加本数	20.2	20.6	18.4	20.9	25.7
コントロールでの終末毛増加本数	2.8	3.0	1.6	9.4	9.4
P value	<0.0001	<0.0001	0.0017	0.0249	0.0028

単位はそれぞれ単位 cm² あたりの終末毛増加本数

責任の下で処方することを考えると,脱毛症の一般治療としては安易に推奨できない.

幹細胞由来因子による育毛治療について

近年,幹細胞による毛髪再生医療の研究が進み,臨床応用への期待が高まっている.このような技術開発は将来脱毛症治療への中核的治療法となる可能性を秘めている一方で,その細胞培養技術,過程において様々な細胞増殖因子を回収することが可能である.これらの細胞増殖因子の中で育毛作用が科学的に証明されている因子を多く含むものは,何らかの方法で残存毛包へ届けることができれば有効な育毛作用を発揮する可能性がある.現在脂肪幹細胞由来因子あるいは包皮の線維芽細胞の未熟化を図る培養法により研究された成長因子により育毛,発毛を期待した臨床応用が一部医療施設で実施,あるいはアメリカ FDA の臨床試験に供されている[3)4)].育毛,発毛治療において,主治療となるのか補助療法となるのかで要求される科学的効果の高さや科学的根拠のよりどころとなるデータには大きな差はあるが,今後,この治療が医療機関での脱毛症治療の大きな選択肢となるためには,大規模な単独治療を主体とした臨床実験により医学的な効果を検証確立する必要がある.現状日本で実施されている脂肪幹細胞由来因子の頭皮への導入治療は安定した高い効果が認められるまでに達していない印象があり,一般化を目指した治療として推奨するには更なる研究が必要と思われる.

低出力レーザー治療(LLLT;low level laser or light therapy)と赤色 LED

男性型脱毛症や女性型脱毛症は極めて一般的な病態であり,罹患数は国内だけでも二千万人以上にのぼると考えられる.しかしながら前述したようにフィナステリド内服,ミノキシジル外用という比較的患者が受けやすい治療で満足いく改善が得られない場合,自毛植毛という患者にとっては大きな決断を要する選択肢を選ぶ場面も多々ある.これらの対策として 10 年程前より欧米において紹介された LLLT が近年市場にて比較的安価で入手できるようになった[5)6)].その主な仕様は低出力ダイオードレーザーを組み込んだハンディタイプの製品で 635 nm±5%,または 655 nm±5% の波長を持ち,発信源を 7,9,または 12 個持つものである.照射出力も 5 J/cm² 以下,総出力数十 mW と低く安全な設計であり,ホームケア商品として現在では広く市場に出回っている.その臨床効果について最近多施設での評価データが報告された[5)](表 3 に要約).その内容は 7〜12 個の低出力レーザーを備えた FDA 認可機器(HairMax LaserComb®)を用い,男性 128 名,女性 141 名の被験者を男女それぞれ 4 グループに分け,3 種類の低出力レーザー機器の群とコントロール群(白色 LED ランプ装着機)で 26 週間で比較している.その結果,表 3 に示すようにコントロール群と比べて有意な差が認められている.このように LLLT の臨床効果については近年いくつかの報告があり,その有効性は確立しつつあると考えられる.しかしながらその作用機序について細胞分裂の促進,毛包幹細胞や毛包上皮系細胞の活性化,ミトコンドリアにおける抗酸化防御,ATP の産生と細胞の活性化,炎症性プロスタグランディン E_2 や炎症喚起サイトカインの減少,抗炎症性サイトカインである TGF-β_1 やインターロイキン 10 の増加などのメカニズムが推論されて

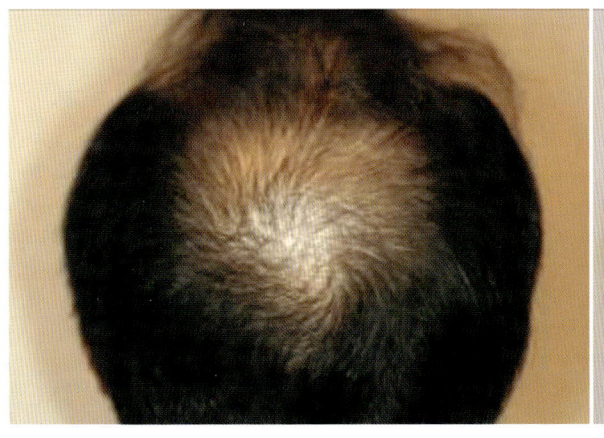

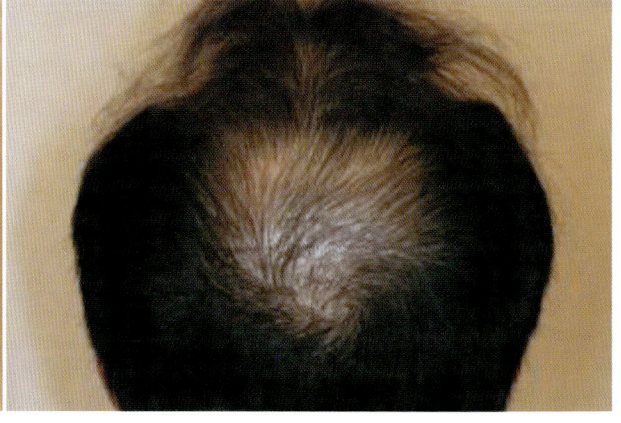

a|b　図 1. 症例 1：35 歳，男性．8 週間で 16 回赤色 LED 施行．N-H タイプⅣからⅢへ改善
　　　　　　a：施術前　　b：施術後

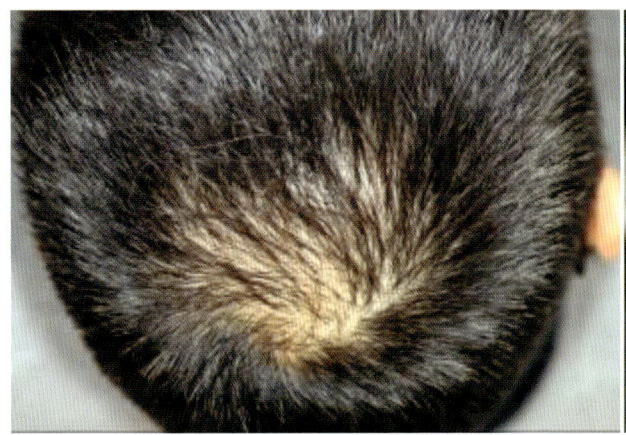

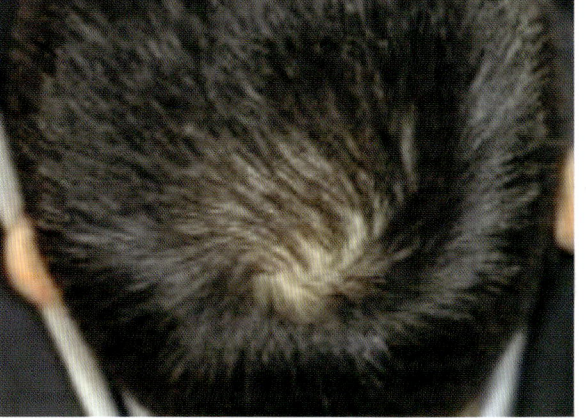

a|b　図 2. 症例 2：59 歳，男性．18 週間で 37 回赤色 LED 施行．N-H タイプⅢvからⅡvへ改善
　　　　　　a：施術前　　b：施術後

いるが未だ直接的な証明に至っていない[7)8)]．

　一方 LED(light emitting diode)はエコロジーの観点から近年照明器具をはじめ野菜や植物の育成などの目的で広く社会に使用が広まっている．LED の中で赤色光の 635 および 638 nm の狭帯域 LED が毛成長に有効との研究から開発された機器は 635±3 nm(半値幅)，照度 504～1638 LUX であり，機器を使用した育毛法が市場で広まりつつある[9)]．伏見らは 7 週齢マウスの背部を剃毛し，638 nm，半値幅 3 nm の LED を 1.0 J/cm^2 で週 3 回照射し，18 日目，22 日目でコントロール群に比べ毛成長を示す面積が有意に増加していることを確認した．さらに培養ヒト毛乳頭細胞を用いて赤色 LED を 1.5 J/cm^2 照射し，24 時間後 HGF，Leptin，VEGF-A の毛乳頭細胞からの産生が増加していることを報告している[10)11)]．これらの因子は，退行期を遅らせ，成長期への移行を促進し，毛包周囲血管網の形成促進などを通じ，毛成長を促進すると考えられている[12)～14)]．小笠原は狭帯域の LED を用いて男性型脱毛患者への臨床実験を施行し，週 1 回以上で半年間治療を継続した症例では高い確率で軽度改善以上の効果を肉眼的に確認できると述べている[15)]．図 1～3 に臨床例を示す．症例はいずれもフィナステリドの内服，ミノキシジルの外用など，他の AGA 治療は行っておらず，赤色 LED の照射のみにて治療された症例である．軽度から中等度改善が認められる．しかしながら大規模多施設での臨床試験は行われておらず，更に詳細な臨床試験の結果報告が待たれるところである．LED は低出力で使用した場合発熱量が極めて低く，頭皮や皮膚に接近して使用する光源としては極めて安全性が高いと思われ，今

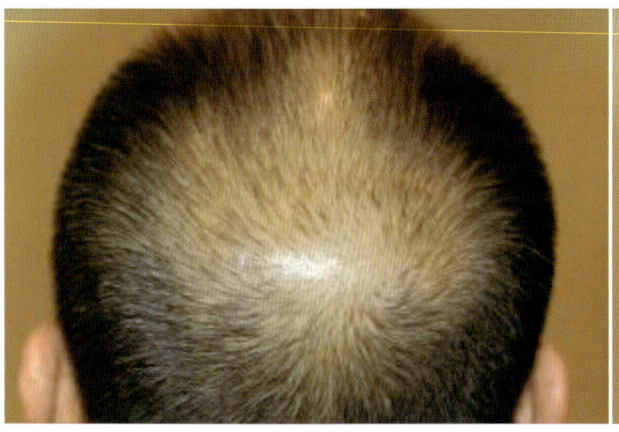

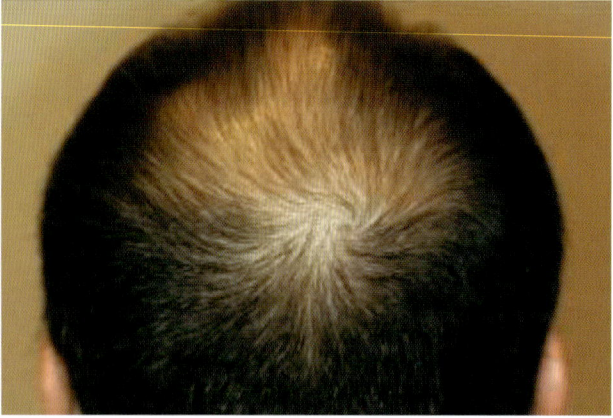

図 3. 症例 3：50 歳，男性．27 週間で 41 回赤色 LED 施行．N-H タイプ Ⅴ から Ⅳ へ改善
a：施術前　　b：施術後

後広く医療機関や一般家庭での補助療法としての使用が予想される．

おわりに

男性型脱毛症に対する治療は近年ミノキシジルやフィナステリドなどの有効率の高い薬剤が開発され，一般社会からの注目度が高いことや診療ガイドラインが策定されたことにより医療者にとってはある程度，治療法が確立されたものと感じられる．しかしながらこれらの治療は自由診療に属し，改善はみられても完全に満足できる状態に回復する症例は全てではない．したがって，尚多くの患者は更に良くなりたいという欲求を抱いており，その感情は美容医療と類似する．このような分野では確立されていない治療や効果が疑問視される療法も氾濫する傾向があり，患者へ技術を提供する我々診療に関わる側が適切な知識と良識を持ち合わせる必要がある．今後更に多くの薬物療法や理学療法，更には再生医療を応用した治療法などが出現してくると思われるが，個々の治療法の科学的に適切な根拠を元に有望な治療法を選択し，社会に紹介できることが期待される．

文　献

1) 男性型脱毛症ガイドライン策定委員会：男性型脱毛症診療ガイドライン（2010 年版）．日皮会誌．**120**：977-986，2010．
2) 新垣　実：女性の薄毛に対する Minoxidil 内服薬（Ambient Story）による治療経験．日美外報．**34**(4)：206，2012．
3) 福岡大太朗ほか：幹細胞由来因子の毛髪再生．形成外科．**55**(10)：1083-1089，2012．
4) Zimber, M. P., et al.：Hair regrowth following a Wnt-and follistatin containing treatment：safety and efficacy in a first-in-man phase 1 clinical trial. J Drugs Dermatol. **10**(11)：1308-1312, 2011.
   Summary　ヒト新生児の包皮線維芽細胞の培養で得られた成長因子を用いて AGA 患者の育毛に有効であった．FDA フェイズ 1 試験へのデータ．
5) Jimenez, J. J., et al.：Efficacy and safety of a low-level laser device in the treatment of male and female pattern hair loss：a multicenter, randomized, sham device-controlled, double-blind study. Am J Clin Dermatol. **15**(2)：115-127, 2014.
   Summary　低出力レーザーの効果，安全性を多施設，ランダム，対照器具を用いて二重盲検試験を施行した．結果は本文中に詳述．
6) Satino, J. L., Markou, M.：Hair regrowth and increased hair tensile strength using the Hair-Max LaserComb for low-level laser therapy. Int J Cosmetic Surg Aesthetic Dermatol. **5**(2)：113-117, 2003.
   Summary　HairMax LaserComb を用いて毛成長を確認した最初の論文．
7) Magro, C. M., et al.：The role of inflammation and immunity in the pathogenesis of androgenetic alopecia. J Drugs Dermatol. **10**(12)：1404-1411, 2011.
   Summary　男性型脱毛症における炎症と免疫の役割．
8) Sakurai, Y., et al.：Inhibitory effect of low-level laser irradiation on LPS-stimulated prostaglandin E2 production and cyclooxygenase-2 in human gingival fibroblasts. Eur J Oral Sci. **108**

(1)：29-34, 2000.
   Summary　低出力レーザーは炎症を引き起こす prostaglandin E₂の産生を抑制する.
9) 小笠原正弘：可視光領域の狭帯域光照射の発毛育毛効果についての検討. Aesthetic Dermatol. **17**：216, 2007.
10) Fushimi, T., et al.：Narrow-band red LED light promotes mouse hair growth through paracrine growth factors from dermal papilla. J Dermatol Sci. **64**(3)：246-248, 2011.
    Summary　狭帯域赤色 LED は，毛乳頭からのパラクリン増殖因子を介してマウスの発毛を促進させる.
11) 乾　重樹：LED の毛髪医療への応用の可能性 赤色 LED のマウス毛成長への促進効果とそのメカニズムの解析. 日レーザー治療会誌. **11**(2)：29-32, 2012.
12) Lee, Y. R., Yamazaki, M., Mitsui, S., et al.：Hepatocyte growth factor (HGF) activator expressed in hair follicles is involved in in vitro HGF-dependent hair follicle elongation. J Dermatol Sci. **25**：156-163, 2001.
    Summary　HGF は器官培養において毛成長を促進した.
13) Sumikawa, Y., Nakajima, T., Inui, S., et al.：Leptin is a paracrine regulator of hair cycle. J Invest Dermatol. **128**：S146, 2008.
    Summary　Leptin は毛周期を調節する.
14) Yano, K., Brown, L. F., Detmar, M.：Control of hair growth and follicle size by VEGF-mediated angiogenesis. J Clin Invest. **107**：409-417, 2001.
    Summary　VEGF は血管新生を通して毛成長と毛のサイズを調節する.
15) 小笠原正弘：Personal Communication. 2014.

こんな本が欲しかった！

イチからはじめる 美容医療機器の理論と実践

みやた形成外科・皮ふクリニック院長　宮田成章／著

オールカラー　B5判　182頁　定価　本体価格 6,000 円＋税　2013 年 7 月発行

**美容医療機器の基礎理論から治療のコツまで！
美容医療機器を扱う全ての医家必読の 1 冊です！**

●目　次●

I. 総　論
1. 違いのわかる美容医療機器の基礎理論
2. 人体における機器の反応を知る
3. 料理をベースに美容医療を考えてみよう
4. 肌状態から考える治療方針・適応決定
5. 各種治療器

II. 治　療
1. ほくろに対するレーザー治療の実際
2. メラニン性色素疾患に対する治療
3. しわやたるみの機器治療
4. 毛穴・肌理や肌質に対する治療
5. 痤瘡後瘢痕の機器治療
6. レーザー脱毛
7. 最新の機器に対する取り組み

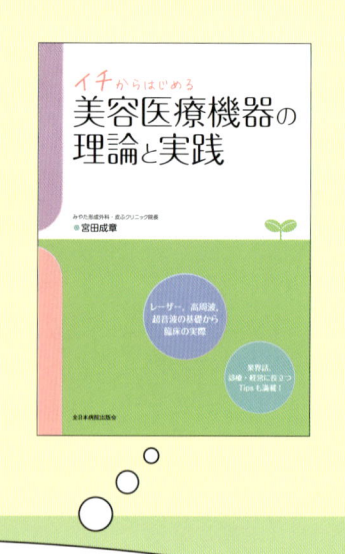

業界話，診療・経営に役立つ Tips も満載！

㈱全日本病院出版会　〒113-0033　東京都文京区本郷 3-16-4
TEL：03-5689-5989　FAX：03-5689-8030

お求めはお近くの書店または弊社（ http://www.zenniti.com ）まで！

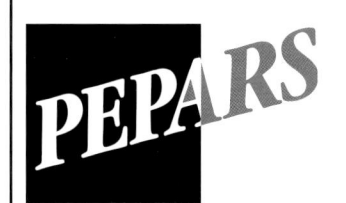

◆特集／臨床で役立つ 毛髪治療 update
毛髪の器官再生医療の実現に向けて

豊島公栄[*1] 辻 孝[*2]

Key Words：毛包(hair follicle)，器官再生医療(organ replacement regenerative therapy)，器官発生(organogenesis)，器官原基法(organ germ method)，上皮間葉相互作用(epithelial mesenchymal interaction)，幹細胞(stem cells)

Abstract 器官再生医療は，機能喪失した器官全体を置換し得る次世代の医療技術として期待されている．毛は外胚葉性器官である毛包において上皮幹細胞と間葉細胞の相互作用により形成される．毛包は，胎児期に形成される器官原基より発生し，毛包発生を再現し得る種々の幹細胞を生涯にわたり維持することにより，永続的に毛包再発生を繰り返す唯一の器官である．私たちは毛髪の再生医療の実用化に向けて，成体の毛包から取り出した幹細胞から毛包原基を再生する器官原基法を開発し，成体の皮膚内で機能的な毛包を再生できる技術開発に取り組んできた．その結果，毛包の成体幹細胞ニッチを再現することにより毛周期を再現し，さらに周辺組織と機能的に連携した毛包を完全に機能的に再生することを示した．器官発生の生物プログラムを再現する毛包再生医療の実現可能性とその展望について概説する．

はじめに

哺乳類の毛髪は，皮膚内に分布する毛器官において上皮細胞が増殖しながら硬ケラチン類を蓄積するように分化することにより作り出されて体表面より萌出されて皮膚を覆い，外的侵害や紫外線などからの保護作用，体温調節，および感覚受容などの多彩な生物学的機能と共に，カモフラージュや個体識別といったコミュニケーション機能を担っている[1]．特にヒトの頭髪は，年齢，性別および個性を表現するシンボルとして社会的な機能が進化している．このように生物学的に重要な機能を持つ毛包は，胎児性の上皮性幹細胞と間葉性幹細胞の上皮・間葉相互作用によって誘導される器官原基より発生する．毛包は，その発生の後期において皮膚発生と連携して完全な機能を獲得した後に，永続的な毛周期により毛包再発生を繰り返す唯一の器官であると考えられている(図1)[1]．また，幹細胞生物学の発展により，毛包は皮膚の恒常性を保つ幹細胞プールとしての機能を担うことにより皮膚機能の恒常性維持に貢献することが明らかとなった．さらに神経，筋および皮下脂肪組織と連携して機能することが示されてきたことから，毛包は皮膚全体の機能的統合に必要不可欠な器官として位置付けられつつある(図2)[1,2]．そのため，頭髪に限らず，全身性の先天的毛包欠損，種々の疾病や受傷に伴う毛包の喪失を抜本的に治療する医療技術が期待されてきた[3]．

再生医療の実用化研究は，疾病や外傷により機能喪失した組織に成体幹細胞を移入することにより，損傷した組織を修復する「幹細胞移入療法」が第一世代として進められている[4]．さらに第二世

[*1] Koh-ei TOYOSHIMA，〒105-0001 東京都港区虎ノ門4-1-21 株式会社オーガンテクノロジーズ，研究員／〒650-0047 神戸市中央区港島南町2-2-3 独立行政法人理化学研究所多細胞システム形成研究センター器官誘導研究チーム，客員研究員／〒252-0374 相模原市南区北里1-15-1 北里大学医学部再生医療形成外科学寄附講座，特任非常勤講師
[*2] Takashi TSUJI，株式会社オーガンテクノロジーズ，取締役／独立行政法人理化学研究所，多細胞システム形成研究センター，チームリーダー

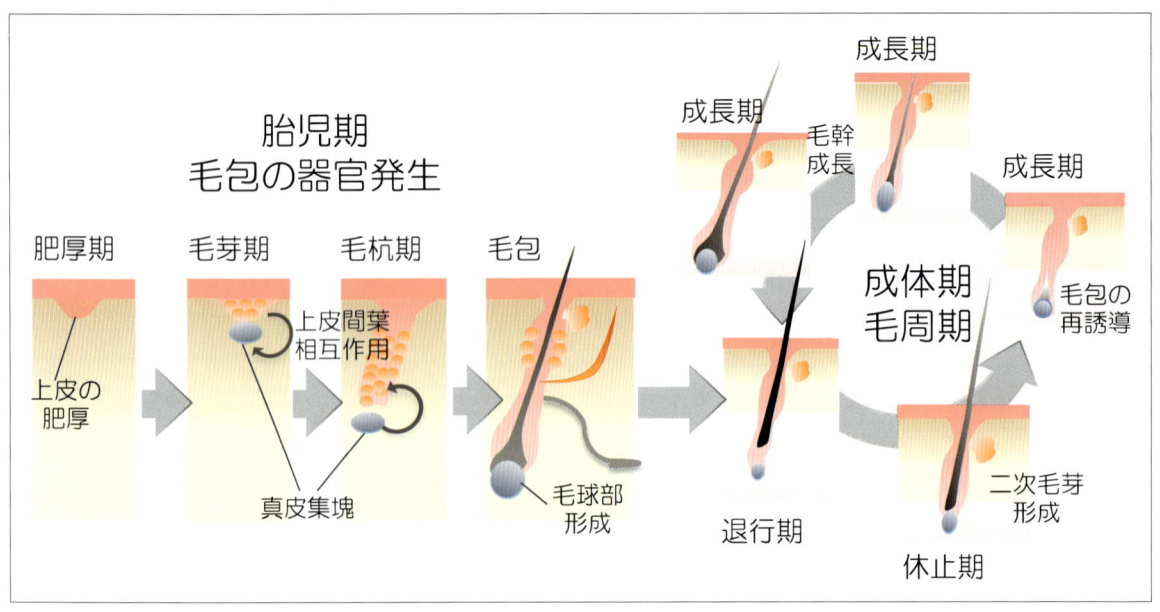

図 1. 毛包の器官発生と毛周期
胎児期に皮膚の上皮細胞と間葉細胞により毛包の器官原基(毛芽)が形成され,上皮間葉相互作用により毛包へと器官発生する.成体期を通じて毛包は退行と毛包の再誘導および毛成長を繰り返す唯一の器官である.

代再生医療として,培養細胞を単層のシート状に加工する技術や,吸収性／非吸収性の人工担体と組み合わせて人工的に組織を再構築する技術の研究開発が進められ,臨床応用化が進められつつある[5].さらに,「器官再生医療」は,器官全体を人工的に再生して,機能不全に陥った器官と置き換えることにより現行の臓器移植医療を代替する第三世代の再生医療として概念提唱され,その実現に向けた研究開発が進められている[6].これまでに,発症初期の男性型脱毛症など一部の症例に対して有効な治療薬が開発されたものの,重症例やその他の脱毛症に対してはカツラやウィッグといった人工物により機能を代替するか,自己の正常毛包を移植する自己植毛術により治療が行われてきた.毛包は1個の微細な器官であることから,他の器官と同様に毛包の器官再生医療の適用が期待されている[3].

これまでに多くの研究グループによって,器官再生医療を実現することを目的として,生物の発生プログラムを利用して器官を再生する戦略に基づいた研究開発が進められてきた.私たちは,外胚葉性器官である毛包や歯をモデルとして,生体外で上皮性幹細胞と間葉性幹細胞を三次元的に精密に再配置する細胞操作技術である「器官原基法」の開発に成功し,生物の発生プログラムを人為的に再現することにより,幹細胞より完全に機能的な毛包の器官再生が可能であることを世界に先駆けて概念実証してきた[7〜9].本稿では,これまでの毛包再生研究の進展と共に,器官原基法による毛包の再生の現状について解説したい.

生物の器官発生プログラムを応用した毛髪再生医療の基本戦略

多くの器官は,胎児発生のボディプランに従って形成される器官誘導場において,形成誘導される器官原基から発生する(図1左)[1,2].ヒトでは胎齢9週から4〜5か月までに毛包の器官発生が進行し,掌と足裏を除いたほぼ全身に形成される.毛包の器官原基である毛芽は,胎生表皮の一部が肥厚してプラコードと呼ばれる構造が形成され,その対面の間葉細胞が凝集して形成される.その対面の間充織細胞の集塊である真皮集塊が形成され,表皮は更に陥入して毛芽となる(毛芽期)[1,2].毛芽は更に伸長して膨大した上皮組織が真皮集塊を包み込み毛球部となり(毛杭期)[1,2].この包み込まれた真皮集塊がやがて毛乳頭となる.毛杭下端

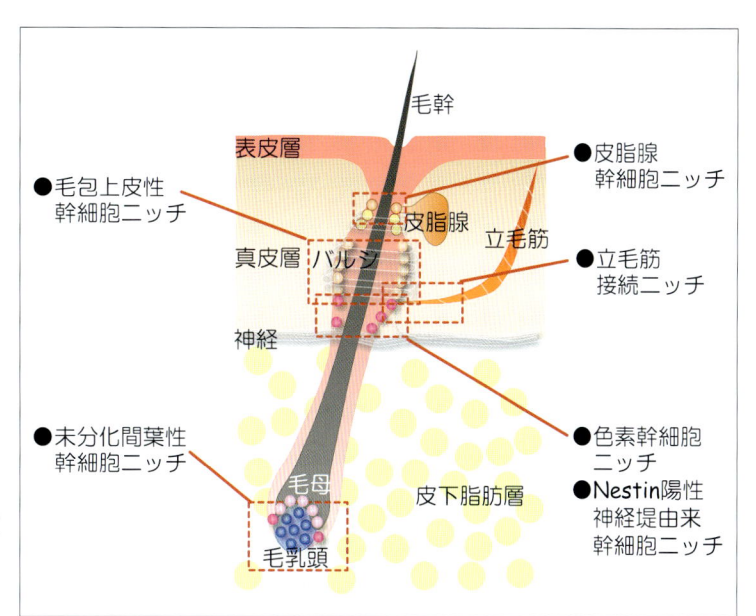

図 2.
毛包の構造と成体幹細胞ニッチ
成体毛包の幹細胞ニッチにより維持される種々の成体幹細胞が，毛乳頭と毛母よりなる毛球にににおいて増殖と分化誘導されることにより機能的な毛幹が産生されて体表面より成長する．

部の上皮細胞は毛乳頭細胞からの誘導を受けて毛母の原基を形成し内毛根鞘と毛幹へと分化することにより毛包に特有な上皮組織の層状構造を形作る[2]．外毛根鞘の一部が膨隆してバルジ領域を形成して上皮幹細胞が格納され，さらにその上部が皮脂腺へと分化することにより毛穴は皮脂腺の開口部としても機能する(図2)．さらに，バルジ領域は，感覚神経を誘引して接続し，立毛筋の分化と接続を誘導することにより，毛幹を作り出すのみならず皮膚および中枢系と連携して毛包は機能的に完成する(図1，図2)[1,2]．

一般的に哺乳類の器官発生は生涯のうち胎児期に1度だけ起こり，細胞老化や組織損傷を修復する能力のみを持つ組織幹細胞として維持され，器官発生する能力をもつ幹細胞は成体期には見出されない．一方，毛包は，毛包はバルジ領域に上皮性幹細胞ニッチ，色素性幹細胞ニッチおよびNestin陽性神経堤由来幹細胞ニッチや，毛乳頭に間葉性幹細胞ニッチが形成され，生後も多分化能を保持し続け，これらの幹細胞群が未分化細胞を供給することにより，生涯を通じて退行期，休止期，および成長期よりなる毛周期の反復が維持される(図1右)[1,2,10]．成体期において成長期の誘導は，Wnt，NogginおよびBMPといった胎児期の毛包器官発生と同様のシグナル分子を介した毛乳頭細胞と上皮性幹細胞の相互作用により開始され

ることから，毛包は器官誘導能のある幹細胞を取得可能な唯一の器官であると考えられている[1,2]．このような基礎的な知見より，これら毛包幹細胞を用いて生物学的な毛包再生のプロセスを再現することができれば毛髪の再生治療が可能となることが期待された[3,9]．

毛包再生に向けた研究開発

1．これまでの毛包再生研究

種々の頭髪疾患のうち男性型脱毛症は罹患者数が非常に多く，その病態は前頭部から頭頂部にかけて部域特異的な脱毛パターンと毛包の矮小化や成長期の短縮といった質的変化を特徴としている[11]．脱毛パターンを示す皮膚領域の毛包において，間葉性細胞である毛乳頭細胞が男性ホルモン転換酵素である5αリダクターゼを高発現しており，血中のテストステロンをジヒドロテストステロンへ変化させることが男性型脱毛症のトリガーとなることが明らかとなっている[12]．それに対して，正常毛包の毛乳頭細胞における5αリダクターゼ発現量は低レベルであることから，男性型脱毛症を発症する領域の決定も，発生学的なパターン形成による間葉細胞の運命決定に依存するものと考えられている．そのため男性型脱毛症を発症していない後頭部から頭皮を採取し，単毛包に分離して，これを男性型脱毛症部位へ移植する

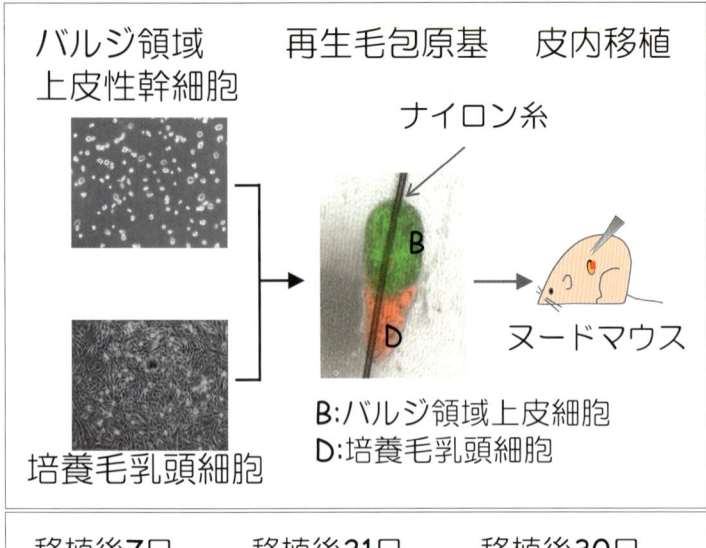

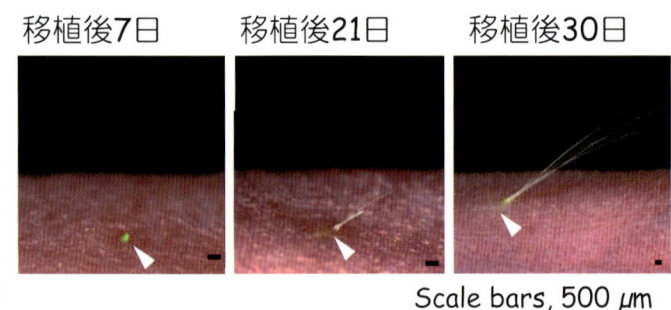

図 3.
器官原基法による毛包の器官再生
　a：成体幹細胞より再生した器官原基の皮膚内移植技術
　b：GFP 標識した再生毛包原基の移植部位（矢頭）より萌出・成長した再生毛幹

自己毛包移植が行われてきており，移植した毛包は正常な形質を維持することが古くから知られている[11]．このような知見より，毛包形質の制御や毛包発生と毛周期における上皮間葉相互作用を解明するキーとして毛乳頭細胞は注目されてきた[13]．

そこで毛乳頭細胞の機能を解明し，脱毛症治療への応用を目的として，生体外において増殖させた毛乳頭細胞を用いた毛包再生技術の開発が進められてきた．Jahoda らによる毛母切除毛包組織に対する毛乳頭の張り替え実験により，毛球部を再生する実験により毛乳頭細胞による毛包の再生機能が示されてきた[14]．その後，毛乳頭細胞や，その前駆細胞としての機能を有する真皮毛根鞘細胞の分離培養技術が開発され，これまでに，マウス髭由来の毛包間葉細胞を，耳介や足裏の皮膚内に移植することにより耳介の体毛が大型化することや，無毛皮膚の表皮細胞から新規の毛包が誘導されることが示され，間葉細胞が毛包（毛幹）の種類を決定する可能性が考えられるようになった[14]．さらに，真皮毛根鞘組織をヒトの前腕部皮膚の表皮直下へと移植することにより，初めてヒトにおける毛包誘導が可能であることが示されたことから[16]，第一世代の毛包再生医療として矮小化した毛包の周囲や無毛皮膚へ正常な毛包間葉細胞を移植する細胞移入療法が提唱され，現在，世界的に臨床応用化に向けて研究開発が進められている[3]．

一方，毛包再生に向けて，毛包の上皮性ならびに間葉性の幹細胞を用いて，三次元的な細胞操作により毛包原基を再生する技術開発も進められてきた[17]．新生仔毛包の単一化細胞には上皮性，並びに間葉性幹細胞である毛乳頭細胞が含まれており，この細胞を 2 千万個凝集させ，細胞凝集塊内部に毛包が誘導されることが示された[17]．また毛包においては，毛包の上皮細胞が表皮に接続して毛穴を形成させることが必要であるものの，その接続は困難であったため表皮を除去したパッチ法

図 4.
器官原基法による毛包の器官再生
　a：再生毛包原基を構成する細胞数を制御して，上皮と間葉細胞の境界面（写真点線で示す）の面積を変化させることにより再生毛包の数が変化した（グラフ）．
　b：再生毛包原基をマウス後頭部皮膚内へ高密度移植して発毛した再生毛（写真上）と毛成長した様子（写真下）

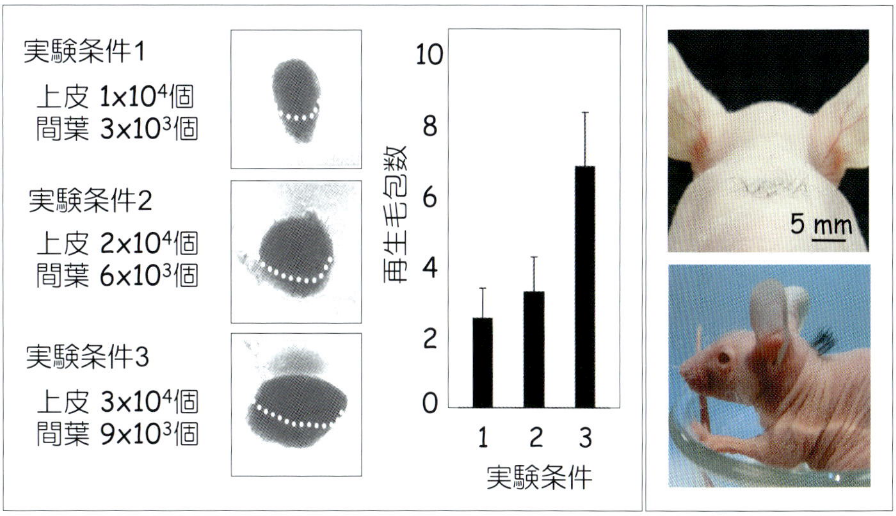

が開発され，研究レベルでは有用であるものの，毛包再生医療の技術レベルとしては克服すべき課題が数多く残されていた[17]．同様の現象は，毛包と同じく外胚葉性器官である歯胚の再構成においても報告され，器官原基の誘導効率が低いばかりでなく，器官原基の向きや大きさを制御できないことから，器官原基再生に向けて幹細胞を三次元的に操作する精密な細胞操作技術の開発が期待されていた．

2．器官原基の再構成による毛包の器官再生

我々は，これまで毛の再生医療の実用化に向けて，成体の毛包から取り出した幹細胞から毛包原基を再生して，成体の皮膚内で機能的な毛包を再生できる技術開発に取り組んできた．まず，器官原基を人為的に再構成するための基盤技術を確立するために，マウス胎児由来の歯胚や毛包原基から分離した上皮性並びに間葉性幹細胞を，コラーゲンゲル内において高細胞密度で区画化して3次元的に配置する細胞操作技術である「器官原基法」を開発した（図3-a）[7]．器官原基法では，上皮性幹細胞と間葉性幹細胞をコラーゲンゲル内において高細胞密度で区画化して配置することにより，効率良く上皮・間葉間相互作用を再現して正常な歯や毛包を再生することを可能として，幅広い器官再生の研究に道を拓いた．この基盤技術を用いた毛髪再生医療では，男性型脱毛症の領域や，毛幹の喪失部位に適した種類の毛幹（毛種）を再生して萌出させると共に，持続的な毛包再生を繰り返す

毛周期を有することや，毛色の制御，周辺組織と連携した機能的な毛包再生が期待されている．

そこで，器官原基法を用いて成体毛包由来の幹細胞より組織学的に完全であり機能を有する毛包を再生することを目指して技術開発を進めた[9]．まず，成体マウスの頬髭毛包のバルジ領域より1万個の毛包上皮性幹細胞を取得し，さらに3千個の培養毛乳頭細胞より器官原基法を用いて毛包原基を再生して，毛のないマウスの皮膚内に移植する技術を開発した（図3-a）．従来の技術では，移植した上皮細胞と表皮の連結が困難であったため毛穴を形成させることができず，再生毛幹を表皮から萌出させることができなかった．私たちは，この再生毛包原基にナイロン糸を通し，このナイロン糸を表皮から突出させてヌードマウスの皮膚内に移植することにより，確実に再生毛包と表皮の連結をさせ，再生毛を萌出させる技術を確立した（図3-a）[9]．この移植技術により，移植後21日に，再生毛包原基から再生毛を約74％の頻度で生やすことを可能とした（図3-b）．

3．患者ニーズにマッチした毛包再生医療の実現に向けた技術開発

毛髪には体毛や頭髪など，太さ，長さ，硬さ，形状および色などが異なる複数の毛種があり，それぞれの機能に適した形質を持つ．また，毛髪の密度は毛種や皮膚領域に依存的に決定されており，将来の毛髪再生医療の臨床応用においては，頭髪のみならず眉毛や睫毛，体毛などの再生部位

に適した毛種と密度を制御した再生技術が期待されている[8]．これまでの研究により，毛髪の種類は毛包間葉細胞により決定されることが示唆されているが，器官原基法で再生した毛包原基から再生された毛包も毛包上皮および間葉性の幹細胞が由来する毛包に依存していることが示されたことから，再生する毛の種類を人為的に制御できる可能性が示された[9]．

皮膚の模様や毛包の密度および分布といった規則性は，発生過程における器官発生の場を形成する活性化因子と抑制因子による反応拡散場によって生じると考えられている．毛種に依存して器官発生の場が形成されるのであれば，器官原基法による上皮・間葉相互作用の場の形成において任意にその反応面積を形成することにより，再生毛包原基内における一定の反応面積あたりの毛包数として毛幹密度を制御できる可能性が考えられる．そこで，器官原基法により上皮性幹細胞数と毛乳頭細胞数を変えて上皮・間葉相互作用面積を制御することにより，再生される毛包数を解析したところ，その接触面積に依存して毛包数（毛幹数）を制御できることが明らかとなった（図 4-a）．さらに，器官原基の皮膚内への移植密度を調節することにより，ヒト頭髪と同等である，1 cm^2 あたり 124 本の毛密度での再生を可能とした．これらの成果により，将来の毛髪再生医療において，治療目的に合致した毛種と密度を再現可能となることが示された（図 4-b）[9]．

4．毛包幹細胞ニッチの再現による永続的な毛包の再生

毛包は，生涯にわたって毛周期を繰り返す器官であり[1,2]，その周期はマウスの体毛において 3 週間，ヒトの頭髪においては数年であることが知られており，その毛周期に依存して毛幹の長さや毛密度が決定されると考えられている．毛包の器官再生医療では，再生毛包原基から同所的に再生毛が発毛すると共に，再生した毛包が 1 度だけ毛を作るのではなく，天然の毛と同じように毛周期を繰り返し，永続的に機能を果たすことが重要であ

ると考えられている．そこで，再生毛を毛穴毎に識別して 3 か月以上の期間にわたり追跡を行ったところ，成体マウス頰ひげ毛包より採取した上皮性幹細胞と培養毛乳頭細胞から再生した頰ひげ毛包は，天然頰ひげと同等の，周期的な毛幹成長期間と退行・脱毛期間を繰り返し，長期間にわたり毛周期を再現することが示された．さらに再生毛包の免疫組織化学的解析により，天然毛包と同様に上皮性幹細胞マーカーである CD34 陽性 CD49f 陽性細胞がバルジ領域に分布しており[1,9]，未分化間葉細胞マーカーである Sox2 陽性細胞が毛乳頭に分布していることが示された[9,18]．長期間にわたり毛周期が維持されており，幹細胞ニッチが維持されていることから成体毛包由来の幹細胞を用いた永続的な毛包の器官再生が可能であることが示された[9]．

毛髪および皮膚領域において幹細胞供給により永続性が重視される形質として，毛幹に含まれるメラニン色素により生じる毛色が挙げられる．毛色は，毛包発生過程において神経堤細胞由来の色素幹細胞が毛包内に遊走してバルジ領域付近に色素幹細胞ニッチを形成する[19]．マウス頰ひげにおいてはバルジ領域に隣接したサブバルジ領域に色素幹細胞のニッチが形成されて色素幹細胞は，成長期において毛球部の毛母基底部領域へ移行し，メラノサイト前駆細胞へと分化しながら毛母領域においてメラニン顆粒を産生するメラノサイトへと分化する[19]．メラノサイトはメラニンを毛幹へ移行させ，毛色を制御する[19]．毛髪の再生医療においては，治療上必要とされる毛色を制御することや，同時に毛色の制御や白髪の再生治療などの可能性も期待されている．そこで，本研究において毛色の制御の可能性について検証を行った．まず，器官原基法により，成体マウス頰ひげのバルジ領域（サブバルジ領域を含まない）の上皮性幹細胞と毛乳頭細胞を用いて再生したところ，毛幹はほぼ完全に白色毛となり，メラノサイト細胞系譜を示すマーカーである Dopachrome tautomerase (Dct) を発現した色素幹細胞はサブバルジ領域に

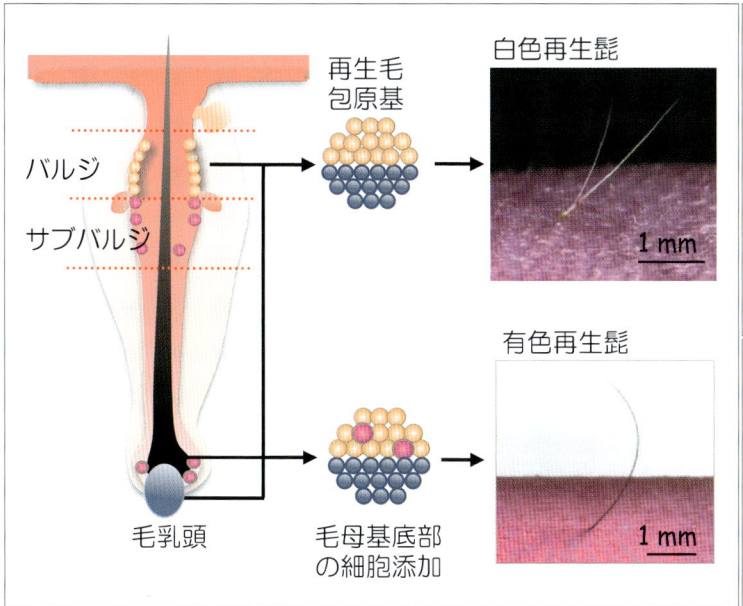

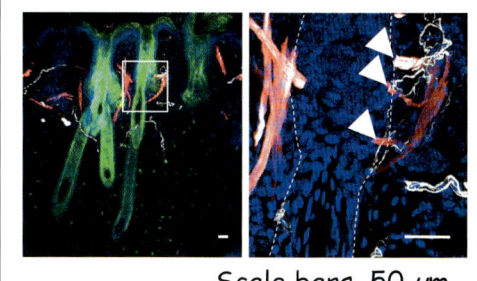

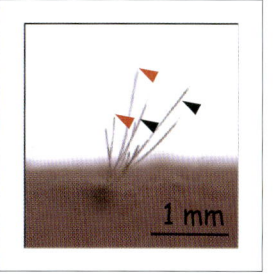

図5. 再生毛包の機能的な再生
a：マウス(C57BL6マウス)毛包の上皮性幹細胞と毛乳頭細胞による再生毛包原基移植で再生する毛幹はすべて白色毛となった(右上). ここに毛母基底部やサブバルジ領域の上皮細胞を添加すると有色毛となった(右下).
b：GFPマウス毛包由来の幹細胞を用いた再生毛包原基から再生した毛包. 立毛筋をCalponin(赤), 神経(白), 核(青)染色した. 立毛筋や神経は天然の毛包と同じ位置で接続した.
c：アセチルコリン投与による立毛応答. 投与前(黒矢頭)と投与後(赤矢頭)の毛傾斜角度を比較した.

検出されなかった[9]. 一方，この再生毛包原基に，色素幹細胞の幹細胞ニッチであるサブバルジ領域あるいは毛母基底部領域の細胞を200個混入すると再生毛は黒色化し，その毛色は移植動物の生涯にわたり維持された(図5-a)[9]. 有色毛となった再生毛包にはDct発現細胞がサブバルジ領域より毛母にかけて分布していることから，色素幹細胞がサブバルジ領域に分布していることが判明した. これらのことから，再生毛包原基には上皮性幹細胞と毛乳頭細胞に加え，色素幹細胞を添加することにより，色素幹細胞ニッチの再構築も可能であり，毛色の制御可能性が示された[9].

5. 毛包の不変領域と周囲組織との連携機能の回復

全ての臓器や器官は体内で独立して機能しているわけではなく，血管や神経，筋肉などの周囲の組織と連携して機能しており，接続する組織の種類や位置などは器官種と機能に応じて決定されている. 毛周期により退行と再生を繰り返す可変領域に対して，種々の幹細胞ニッチを保持して恒常的に維持される不変領域には神経や筋肉といった皮膚内の周辺組織が接続することにより機能する[1,2]. また，マウス体毛の毛包には平滑筋よりなる立毛筋，ならびに神経線維が接続しており，寒冷刺激や情動に伴う神経の興奮により収縮して立毛させて体温調節させることや，皮脂の分泌を促進することが知られている. 一方, 齧歯類などの頬ひげには随意筋と多くの感覚神経が接続して, 鋭敏な触覚器官として洞毛運動機能を有している. 毛包発生において, 毛包バルジ領域の上皮細胞が立毛筋の前駆細胞が接続して分化するニッチを規定して立毛筋接続位置が規定されると共に, 毛包上皮幹細胞ニッチの機能維持には感覚神経との接続が重要な役割を果たしていると考えられている[20].

再生毛包が周辺組織と接続して連携的機能を再現し得ることを確かめるために，体毛の再生毛包原基を皮膚内に移植すると，再生体毛のバルジ領

域には平滑筋からなる立毛筋が接続し，そのバルジ領域外毛根鞘および立毛筋に神経線維が接続した[9]．一方，頬ひげの再生毛包原基移植では天然毛包と同様に豊富な神経線維が接続し，平滑筋に代わって横紋筋が接続した毛包が再生された(図5-b)[9]．また再生体毛の近傍へアセチルコリンを投与することにより，立毛応答することが観察された[9]．再生原基の同所移植による再生技術により，毛種選択的に周辺組織と接続して，立毛筋および神経などの周辺組織との接続を伴う機能的な再生が可能であることが示唆された(図5-c)[9]．

おわりに

器官発生の生物プログラムを応用した器官再生のコンセプトが提唱されてから，その実現に向けて世界的に研究開発が進められてきた．我々は，器官原基を人為的に再生する精密な細胞操作技術である器官原基法の開発に成功し，実用化に向けた技術的ブレークスルーをもたらした．さらに外胚葉性器官をモデルとして，器官原基法を用いることにより，歯，唾液腺，涙腺および毛包の機能的な器官再生の実現可能性を示すことにより，その臨床応用への道が拓けてきた．とりわけ，毛包は器官誘導能を有する幹細胞を成体においても維持していることが知られている唯一の器官であることからも，次世代の医療技術である器官再生医療の先駆けとなることが期待されている．毛髪の再生医療の実現のためには，成体より分離した幹細胞を体外で培養することによって，これを大量に，しかも高品質で作製する技術や機器が求められ，さらに医療サイドの要求に即した再生原基の移植技術および機材の開発が不可欠である．今後は，国内外の高い技術力を幅広く結集して，これらの技術開発を進めると共に，形成外科領域の研究者，医師および医療機関と緊密に連携した共同研究体制を構築して，形成外科的な見地から臨床応用を進めることが最重要な課題である．さらに最近，器官原基法による唾液腺や涙腺などの分泌器官の再生への応用可能性も実証され[21][22]，幅広い外胚葉性器官の器官再生医療に向けた取り組みが加速されている．しかし，多くの器官と同様に，その幹細胞は胎児期にしか存在しないため，組織幹細胞の応用やiPS細胞などの利用に期待が高まっている．毛髪の再生医療の実現に向けて先行した技術により，幅広い器官再生医療システムの確立と共に，新たな医療の枠組みの実現に貢献することが期待される．

参考文献

1) Schneider, M. R., et al.：The hair follicle as a dynamic miniorgan. Curr Biol. **19**：132-142, 2009.
   Summary 毛包を1個の器官として捉えて，その構造，機能，および幹細胞生物学の知見を網羅した総説．
2) Fuchs, E., Nowak, J. A.：Building epithelial tissues from skin stem cells. Cold Spring Harb Symp Quant Biol. **73**：333-350, 2008.
3) Stenn, K. S., Cotsarelis, G.：Bioengineering the hair follicle：fringe benefits of stem cell technology. Curr Opin Biotechnol. **16**：493-497, 2005.
4) Ptaszek, L. M., et al.：Towards regenerative therapy for cardiac disease. Lancet. **379**：933-942, 2012.
5) Nishida, K., et al.：Functional bioengineered corneal epithelial sheet grafts from corneal stem cells expanded ex vivo on a temperature-responsive cell culture surface. Transplantation. **77**：379-385, 2004.
6) Sharpe, P. T., Young, C. S.：Test-tube teeth. Sci Am. **293**：34-41, 2005.
7) Nakao, K., et al.：The development of a bioengineered organ germ method. Nat Methods. **4**：227-230, 2007.
   Summary 器官原基法と呼ばれる3次元的細胞操作技術により構造的に完全な外胚葉性器官の再生をはじめて明らかにした．
8) Ikeda, E., et al.：Fully functional bioengineered tooth replacement as an organ replacement therapy. Proc Natl Acad Sci U S A. **106**：13475-13480, 2009.
9) Toyoshima, K. E., et al.：Fully functional hair follicle regeneration through the rearrangement of stem cells and their niches. Nature Communications. **3**：DOI：10.1038/ncomms1784, 2012.

10) Amoh, Y., et al. : Multipotent nestin-positive, keratin-negative hair-follicle bulge stem cells can form neurons. Proc Natl Acad Sci U S A. **102**：5530-5534, 2005.
11) Unger, W., et al. : Hair Transplantation 5th ed. CRC Press, Boca Raton, 2010.
12) Randall, V. A., et al. : Hormones and hair growth : variations in androgen receptor content of dermal papilla cells cultured from human and red deer（Cervus elaphus）hair follicles. J Invest Dermatol. **101**：114S-120S, 1993.
13) Chuong, C. M., et al. : Defining hair follicles in the age of stem cell bioengineering. J Invest Dermatol. **127**：2098-2100, 2007.
14) Jahoda, C. A., et al. : Induction of hair growth by implantation of cultured dermal papilla cells. Nature. **311**：560-562, 1984.
    Summary　生体外培養した毛乳頭細胞の毛包再生機能を明らかにした歴史的な文献．
15) Tobin, D. J., et al. : Plasticity and cytokinetic dynamics of the hair follicle mesenchyme : implications for hair growth control. J Invest Dermatol. **120**：895-904, 2003.
16) Reynolds, A. J., et al. : Trans-gender induction of hair follicles. Nature. **402**：33-34, 1999.
17) Lichti, U., et al. : Isolation and short-term culture of primary keratinocytes, hair follicle populations and dermal cells from newborn mice and keratinocytes from adult mice for in vitro analysis and for grafting to immunodeficient mice. Nature Protoc. **3**：799-810, 2008.
18) Driskell, R. R., et al. : Sox2-positive dermal papilla cells specify hair follicle type in mammalian epidermis. Development. **136**：2815-2823, 2009.
19) Nishimura, E. K., et al. : Dominant role of the niche in melanocyte stem-cell fate determination. Nature. **416**：854-860, 2002.
20) Fujiwara, H., et al. : The basement membrane of hair follicle stem cells is a muscle cell niche. Cell. **144**：577-589, 2011.
21) Ogawa, M., et al. : Functional salivary gland regeneration by transplantation of a bioengineered organ germ. Nature Communications. **4**：DOI：10.1038/ncomms3498, 2013.
22) Hirayama, M., et al. : Functional lacrimal gland regeneration by transplantation of a bioengineered organ germ. Nature Communications. **4**：DOI：doi：10.1038/ncomms3497, 2013.

ピン・ボード

第41回日本熱傷学会総会・学術集会

第41回日本熱傷学会総会・学術集会を下記のごとく開催いたします．会員の皆様ならびに熱傷医療・学術研究にかかわる方々の多数のご参加をお待ち申し上げます．
会　期：平成27年6月18日（木）～6月19日（金）
　※6月17日（水）に理事会，社員総会，学術講習会などを開催
　6月19日（金）にPBEC講習会を開催予定
　6月20日（土）にABLS講習会を開催予定
会　長：横尾和久（愛知医科大学形成外科教授）
会　場：名古屋観光ホテル
　　〒460-8608　名古屋市中区錦1-19-30
　　TEL：052-231-7711（代表）
　　URL：http://www.nagoyakankohotel.co.jp

メインテーマ：Plus Ultra—その先の熱傷医療をめざして
ホームページ：http://www.marobon.com/jsbi41/

内　容：
1）特別講演
　　Rajiv Sood 先生
　　　　　（インディアナ大学形成再建外科教授）
　　Huan Jing-ning 先生（上海交通大学瑞金医院焼傷整形科教授）
2）教育講演
　　渡辺秀人先生（愛知医科大学分子医科学研究所教授）
3）招待講演
　　野田　隆先生（日本旅行作家協会理事）
4）シンポジウム
　1．培養表皮移植の生着率向上をめざして（公募・一部指定）
　2．重症熱傷における真菌感染対策（公募・一部指定）
　3．熱傷のプレホスピタルケア（公募・一部指定）
　4．毎日の熱傷処置における問題点と工夫（公募・一部指定）
5）一般演題（口演）
6）各種セミナー等

なお，学術講習会，スキンバンク摘出・保存講習会，ABLS講習会，PBEC講習会についても，上記URLからオンラインで2014年12月1日（月）より申し込み受け付け予定

主催事務局：愛知医科大学形成外科
　　〒480-1195　愛知県長久手市岩作雁又1-1
　　TEL：0561-62-3311　FAX：0561-63-4799
　　事務局長：平松　幸恭
　　副事務局長：米山　尚子

第20回日本臨床毛髪学会

会　期：平成27年12月5日（土）～6日（日）
会　場：総合あんしんセンター
　　〒750-0850　高知市丸ノ内一丁目7番45号
　　TEL：088-824-8366
会　長：桑名隆一郎（桑名皮フ科院長）
演題募集期間：平成27年6月1日（月）～8月31日（月）
開催事務局：
　桑名皮フ科
　〒780-0915　高知市小津町9-13
　TEL：088-820-5830　FAX：088-820-5829
　E-mail：der-r-kuwana@mte.biglobe.ne.jp

第39回日本口蓋裂学会総会・学術集会

日　時：平成27年5月21日（木）・22日（金）
会　長：吉本信也（昭和大学医学部形成外科学講座主任教授）
会　場：シェーンバッハ・サボー（砂防会館）
　　〒102-0093　東京都千代田区平河町2-7-5
メインテーマ：師曰く
学会ホームページ：http://jcpa39.umin.jp/index.html
事前参加登録期間：平成27年1月14日（水）～4月15日（水）

主催事務局：昭和大学医学部形成外科学講座
　　〒142-8666　東京都品川区旗の台1-5-8
　　TEL：03-3784-8548　FAX：03-3784-9183
　　事務局長　土佐　泰祥

運営事務局：株式会社サンプラネット　メディカルコンベンション事業部
　　〒112-0012　東京都文京区大塚3-5-10　住友成泉小石川ビル7階
　　TEL：03-5940-2614　FAX：03-3942-6396
　　E-mail：jcpa39@sunpla-mcv.com

第10回日本美容抗加齢医学会

日　時：平成27年11月22日（日）　9時～17時
　　　　（受付開始8：20）
会　長：湘南鎌倉総合病院形成外科・美容外科　山下理絵
会　場：横浜シンポジア
　　　　横浜市中区山下町2　産業貿易センタービル
会　費：
＜事前登録＞
日本美容外科学会員・日本形成外科学会専門医：
　　　　　　　　　　　　　　　　　　　　医師　1万円
　　　　　　　　　　コメディカルスタッフ　6千円
非会員：医師，コメディカルスタッフ　1万5千円
＜当日登録＞
日本美容外科学会員・日本形成外科学会専門医：
　　　　　　　　　　　　　　　　　　　　医師　1万3千円
　　　　　　　　　　コメディカルスタッフ　8千円
非会員：医師，コメディカルスタッフ　2万円

振込み先：
三菱東京UFJ銀行　大船支店
（普通）口座番号：5204308　日本美容抗加齢医学会

参加は，当日登録もできますが，同時通訳機の個数確認のため，事前登録をお願いしています．事前登録がないと，同時通訳機をお渡しできないこともあります．

第10回日本美容抗加齢医学会事務局
担　当：湘南鎌倉総合病院　広報　山地　開
〒247-8533　神奈川県鎌倉市岡本1370-1
TEL：0467-46-1717　FAX：0467-45-0190
E-mail：kouhou@shonankamakura.or.jp

プログラムは，決定し次第，日本美容外科学会ホームページにupdateいたします．

FAXによる注文・住所変更届け

改定：2015年1月

毎度ご購読いただきましてありがとうございます．
読者の皆様方に小社の本をより確実にお届けさせていただくために，FAXでのご注文・住所変更届けを受けつけております．この機会に是非ご利用ください．

◇ご利用方法
　FAX専用注文書・住所変更届けは，そのまま切り離してFAX用紙としてご利用ください．また，注文の場合手続き終了後，ご購入商品と郵便振替用紙を同封してお送りいたします．**代金が5,000円をこえる場合，代金引換便とさせて頂きます．**その他，申し込み・変更届けの方法は電話，郵便はがきも同様です．

◇代金引換について
　本の代金が5,000円をこえる場合，代金引換とさせて頂きます．配達員が商品をお届けした際に，現金またはクレジットカード・デビットカードにて代金を配達員にお支払い下さい(本の代金＋消費税＋送料)．（※年間定期購読と同時に5,000円をこえるご注文を頂いた場合は代金引換とはなりません．郵便振替用紙を同封して発送いたします．代金後払いという形になります．送料は定期購読を含むご注文の場合は頂きません）

◇年間定期購読のお申し込みについて
　年間定期購読は，1年分を前金で頂いておりますため，代金引換とはなりません．郵便振替用紙を本と同封または別送いたします．送料無料，また何月号からでもお申込み頂けます．
　毎年末，次年度定期購読のご案内をお送りいたしますので，定期購読更新のお手間が非常に少なく済みます．

◇住所変更届けについて
　年間購読をお申し込みされております方は，その期間中お届け先が変更します際，必ずご連絡下さいますようよろしくお願い致します．

◇取消，変更について
　取消，変更につきましては，お早めにFAX，お電話でお知らせ下さい．
　返品は，原則として受けつけておりませんが，返品の場合の郵送料はお客様負担とさせていただきます．その際は必ず小社へご連絡ください．

◇ご送本について
　ご送本につきましては，ご注文がありましてから約1週間前後とみていただきたいと思います．お急ぎの方は，ご注文の際にその旨をご記入ください．至急送らせていただきます．2〜3日でお手元に届くように手配いたします．

◇個人情報の利用目的
　お客様から収集させていただいた個人情報，ご注文情報は本サービスを提供する目的(本の発送，ご注文内容の確認，問い合わせに対しての回答等)以外には利用することはございません．

　その他，ご不明な点は小社までご連絡ください．

株式会社 全日本病院出版会　〒113-0033 東京都文京区本郷3-16-4-7F
電話03(5689)5989　FAX03(5689)8030　郵便振替口座00160-9-58753

FAX 専用注文書

皮膚・形成 1502

年　月　日

○印	雑誌・書籍名	定価(税込)	冊数
	PEPARS 年間定期購読お申し込み（送料弊社負担） 2015年1月～12月（No.97～108；年間12冊）	41,040円	
	PEPARS No.87 眼瞼の美容外科 手術手技アトラス	5,400円	
	PEPARS No.75 ここが知りたい！顔面のRejuvenation─患者さんからの希望を中心に─	5,400円	
	PEPARS No.51 眼瞼の退行性疾患に対する眼形成外科手術	5,400円	
	PEPARS バックナンバー（号数とご入り用の冊数をご記入ください） No.		
	Monthly Book Derma. 年間定期購読お申込み（送料弊社負担） 2015年1月～12月（No.226～238；年間13冊）	40,716円	
	MB Derma. No.223 理路整然 体系化ダーモスコピー	5,184円	
	MB Derma. No.216 初歩から学べる皮膚科検査の実際	5,832円	
	MB Derma. バックナンバー（号数とご入り用の冊数をご記入ください） No.		
	Monthly Book OCULISTA 年間定期購読お申し込み（送料弊社負担） 2015年1月～12月（No.22～33；計12冊）	38,880円	
	超アトラス眼瞼手術─眼科・形成外科の考えるポイント─ 新刊	10,584円	
	実践アトラス 美容外科注入治療 新刊	8,100円	
	見逃さない！骨・軟部腫瘍外科画像アトラス	6,480円	
	医療・看護・介護のための睡眠検定ハンドブック	3,240円	
	イチからはじめる美容医療機器の理論と実践	6,480円	
	見落とさない！見間違えない！この皮膚病変	6,480円	
	アトラスきずのきれいな治し方 改訂第二版	5,400円	
	図説 実践手の外科治療	8,640円	
	腋臭症・多汗症治療実践マニュアル	5,832円	
	匠に学ぶ皮膚科外用療法	7,020円	
	使える皮弁術─適応から挙上法まで─ 上巻	12,960円	
	使える皮弁術─適応から挙上法まで─ 下巻	12,960円	
	目で見る口唇裂手術	4,860円	
	多血小板血漿（PRP）療法入門	4,860円	
	瘢痕・ケロイド治療ジャーナル　No.		

お名前　フリガナ　　　　　　　　　㊞　　診療科

ご送付先　〒　－
　　　　　□自宅　　□お勤め先

電話番号　　　　　　　　　　　　　　□自宅　□お勤め先

バックナンバー・書籍合計 5,000円以上のご注文は代金引換発送になります

─お問い合わせ先─
㈱全日本病院出版会営業部
電話　03(5689)5989

FAX　03(5689)8030

住所変更届け

年　月　日

お名前	フリガナ
お客様番号	毎回お送りしています封筒のお名前の右上に印字されております8ケタの番号をご記入下さい。
新お届け先	〒　　　　都道府県
新電話番号	（　　）
変更日付	年　月　日より　　月号より
旧お届け先	〒

※ 年間購読を注文されております雑誌・書籍名に✓を付けて下さい。
- ☐ Monthly Book Orthopaedics（月刊誌）
- ☐ Monthly Book Derma.（月刊誌）
- ☐ 整形外科最小侵襲手術ジャーナル（季刊誌）
- ☐ Monthly Book Medical Rehabilitation（月刊誌）
- ☐ Monthly Book ENTONI（月刊誌）
- ☐ PEPARS（月刊誌）
- ☐ Monthly Book OCULISTA（月刊誌）

FAX 03-5689-8030

全日本病院出版会行

PEPARS

2007 年
- No. 14 縫合の基本手技 【増大号】
  編集／山本有平

2009 年
- No. 27 実践 非手術的美容医療 【増大号】
  編集／百束比古
- No. 32 手の腫瘍性病変の診断と治療
  編集／磯貝典孝
- No. 33 ケロイド・肥厚性瘢痕の最新治療
  編集／小川 令
- No. 34 遊離植皮術のコツと update
  編集／楠本健二
- No. 35 キズアトをいかにきれいにするか
  —scarless wound healing のために—
  編集／貴志和生
- No. 36 頭蓋顔面の骨延長 私の工夫
  編集／佐藤兼重

2010 年
- No. 37 穿通枝皮弁マニュアル 【増大号】
  編集／木股敬裕
- No. 38 美容外科手術の前に決めること
  編集／大森喜太郎
- No. 39 実践 慢性創傷の治療戦略
  編集／寺師浩人
- No. 40 手の外傷
  編集／石川浩三
- No. 41 褥瘡治療のチームアプローチ
  編集／川上重彦
- No. 42 耳介の形成外科
  編集／金子 剛
- No. 43 眼瞼形成手技—私の常用する手技のコツ—
  編集／吉村陽子
- No. 44 爪治療マニュアル
  編集／大西 清
- No. 45 アンチエイジング美容医療 最前線
  編集／青木 律
- No. 46 体表悪性腫瘍の部位別治療戦略
  編集／橋本一郎
- No. 47 熱傷の初期治療とその後の管理の実際
  編集／仲沢弘明
- No. 48 日本のフットケア・下肢救済に必要な医療
  編集／上村哲司

2011 年
- No. 49 口唇部周囲の組織欠損
  編集／四ッ柳高敏
- No. 50 形成外科領域の臨床再生医学 update
  編集／水野博司
- No. 51 眼瞼の退行性疾患に対する眼形成外科手術 【増大号】
  編集／村上正洋・矢部比呂夫
- No. 52 乳房再建術 私の方法
  編集／矢野健二
- No. 53 胸壁・腹壁欠損の再建
  編集／小林誠一郎
- No. 54 形成外科手術 麻酔パーフェクトガイド
  編集／渡辺克益
- No. 55 Craniosynostosis・先天性頭蓋顔面骨異常の治療
  編集／小室裕造
- No. 56 形成外科における私のオリジナルセオリー
  編集／永竿智久
- No. 57 下肢組織欠損の修復
  編集／田中克己
- No. 58 Local flap method
  編集／秋元正宇
- No. 59 会陰部周囲の形成外科
  編集／光嶋 勲
- No. 60 悪性腫瘍切除後の頭頸部再建のコツ
  編集／櫻庭 実

2012 年
- No. 61 救急で扱う顔面外傷治療マニュアル
  編集／久徳茂雄
- No. 62 外来で役立つ にきび治療マニュアル
  編集／山下理絵
- No. 63 日常形成外科診療における私の工夫
  —術前・術中編— 【増大号】
  編集／上田晃一
- No. 64 いかに皮弁をきれいに仕上げるか
  —私の工夫—
  編集／村上隆一
- No. 65 美容外科的観点から考える口唇口蓋裂形成術
  編集／百束比古
- No. 66 Plastic Handsurgery 形成手外科
  編集／平瀬雄一
- No. 67 ボディの美容外科
  編集／倉片 優
- No. 68 レーザー・光治療マニュアル
  編集／清水祐紀
- No. 69 イチから始めるマイクロサージャリー
  編集／上田和毅
- No. 70 形成外科治療に必要なくすりの知識
  編集／宮坂宗男
- No. 71 血管腫・血管奇形治療マニュアル
  編集／佐々木 了

バックナンバー一覧

| No. 72 | 実践的局所麻酔―私のコツ― |
| | 編集／内田　満 |

2013 年
No. 73	形成外科における MDCT の応用
	編集／三鍋俊春
No. 74	躯幹の先天異常治療マニュアル
	編集／野口昌彦
No. 75	ここが知りたい！顔面の Rejuvenation
	―患者さんからの希望を中心に― 増大号
	編集／新橋　武
No. 76	Oncoplastic Skin Surgery
	―私ならこう治す！
	編集／山本有平
No. 77	脂肪注入術と合併症
	編集／市田正成
No. 78	神経修復法―基本知識と実践手技―
	編集／柏　克彦
No. 79	褥瘡の治療 実践マニュアル
	編集／梶川明義
No. 80	マイクロサージャリーにおける合併症とその対策
	編集／関堂　充
No. 81	フィラーの正しい使い方と合併症への対応
	編集／征矢野進一
No. 82	創傷治療マニュアル
	編集／松崎恭一
No. 83	形成外科における手術スケジュール
	―エキスパートの周術期管理―
	編集／中川雅裕
No. 84	乳房再建術 update
	編集／酒井成身

2014 年
No. 85	糖尿病性足潰瘍の局所治療の実践
	編集／寺師浩人
No. 86	爪―おさえておきたい治療のコツ―
	編集／黒川正人
No. 87	眼瞼の美容外科 手術手技アトラス 増大
	編集／野平久仁彦
No. 88	コツがわかる！形成外科の基本手技
	―後期臨床研修医・外科系医師のために―
	編集／上田晃一
No. 89	口唇裂初回手術
	―最近の術式とその中期的結果―
	編集／杠　俊介
No. 90	顔面の軟部組織損傷治療のコツ
	編集／江口智明
No. 91	イチから始める手外科基本手技
	編集／高見昌司
No. 92	顔面神経麻痺の治療 update
	編集／田中一郎
No. 93	皮弁による難治性潰瘍の治療
	編集／亀井　譲
No. 94	露出部深達性熱傷・後遺症の手術適応と治療法
	編集／横尾和久
No. 95	有茎穿通枝皮弁による四肢の再建
	編集／光嶋　勲
No. 96	口蓋裂の初回手術マニュアル
	―コツと工夫―
	編集／土佐泰祥

2015 年
| No. 97 | 陰圧閉鎖療法の理論と実際 |
| | 編集／清川兼輔 |

各号定価 3,240 円（税込）
ただし，増大号（No. 14, 27, 37, 51, 63, 75, 87）は定価 5,400 円（税込）
在庫僅少品もございます．品切の場合はご容赦下さい．

(2015 年 2 月現在)

2015 年 年間購読 受付中！
年間購読料　41,040 円（消費税込）（送料弊社負担）
（通常号 11 冊，増大号 1 冊：合計 12 冊）

次号予告

美容外科・抗加齢医療
―基本から最先端まで―

No.99（2015年3月増大号）

編集／日本医科大学教授　百束比古

部位別

- 上眼瞼における加齢の手術
  （機能的改善も含めた術式の選択）……与座　聡
- 下眼瞼形成術―基本から最先端まで―……緒方寿夫
- ワークフローに基づいた整鼻術のプランニング……菅原康志
- Facelift（上顔面，中顔面，下顔面）……白壁征夫ほか
- 乳房増大術……高田章好ほか
- 陥没乳頭，乳輪下膿瘍，Seton法と酒井法による修正……酒井成身ほか
- 腋窩（腋臭症）……武田　啓
- 抗加齢を目的とした上肢・手背の血管アンチエイジング治療：パルスレーザーによる血管内焼灼術……久保一人ほか
- 下顎輪郭形成術……菅原康志

行為別

- 脂肪吸引……亀井　眞ほか
- 毛髪移植……今川賢一郎
- 顔面における脂肪注入……高柳　進
- 刺青の除去……清水祐紀ほか

材料別

- フィラー（注入剤）……征矢野進一
- ボツリヌストキシン……新橋　武ほか

機器別

- レーザー……青木　律
- 光治療器，ラジオ波（高周波），超音波治療器……河野太郎

再生治療

- PRP療法……久保田潤一郎

後遺症

- 顔面美容の合併症・後遺症と処置……野本俊一
- 乳房異物・脂肪注入の後遺症と処置……百束比古
- 脂肪吸引の合併症・後遺症と処置……クレカツヒロ・ロバート

形成美容外科

- 傷跡，瘢痕・ケロイドの美容外科……小川　令
- 乳房再建と美容外科……大慈弥裕之
- 美容再建外科―Aesthetic Reconstructive Surgery―……光嶋　勲ほか

編集顧問：	栗原邦弘	東京慈恵会医科大学前教授
	中島龍夫	慶應義塾大学名誉教授
編集主幹：	百束比古	日本医科大学教授
	光嶋　勲	東京大学教授
	上田晃一	大阪医科大学教授

No.98　編集企画：
武田　啓　北里大学教授

PEPARS　No.98

2015年2月10日発行（毎月1回10日発行）
定価は表紙に表示してあります．
Printed in Japan

© ZEN・NIHONBYOIN・SHUPPANKAI, 2015

発行者　末定広光
発行所　株式会社　全日本病院出版会
〒113-0033　東京都文京区本郷3丁目16番4号
電話　(03) 5689-5989　Fax (03) 5689-8030
郵便振替口座 00160-9-58753

印刷・製本　三報社印刷株式会社　電話 (03) 3637-0005
広告取扱店　㈱日本医学広告社　電話 (03) 5226-2791

- 本誌に掲載する著作物の複製権・翻訳権・上映権・譲渡権・公衆送信権（送信可能化権を含む）は株式会社全日本病院出版会が保有します．
- JCOPY ＜(社)出版者著作権管理機構　委託出版物＞
  本誌の無断複写は著作権法上での例外を除き禁じられています．複写される場合は，そのつど事前に，(社)出版者著作権管理機構（電話 03-3513-6969, FAX 03-3513-6979, e-mail: info@jcopy.or.jp）の許諾を得てください．
- 本誌をスキャン，デジタルデータ化することは複製に当たり，著作権法上の例外を除き違法です．代行業者等の第三者に依頼して同行為をすることも認められておりません．